你一定要知道的 Easy Labor
无痛分娩
——发生在你身边的故事

胡灵群　　　　主　编

赵培山　张　瑾　副主编

U0304594

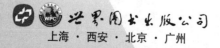

世界图书出版公司

上海·西安·北京·广州

图书在版编目（CIP）数据

你一定要知道的无痛分娩——发生在你身边的故事/胡灵群主编；赵培山，张瑾编著. —上海：上海世界图书出版公司，2012.9（2018.12重印）

ISBN 978-7-5100-4971-2

I.①你… Ⅱ.①胡…②赵…③张… Ⅲ.①分娩—基本知识 Ⅳ.①R714.3

中国版本图书馆CIP数据核字（2012）第158387号

责任编辑：王 丹

你一定要知道的无痛分娩——发生在你身边的故事

胡灵群　主编

赵培山　张　瑾　副主编

上海世界图书出版公司出版发行

上海市广中路88号

邮政编码 200083

上海景条印刷有限公司印刷

如发现印刷质量问题，请与印刷厂联系

（质检科电话：021-59815625）

各地新华书店经销

开本：890×1240　1/32　印张：9.25　字数：220 000

2018年12月第1版第2次印刷

ISBN 978-7-5100-4971-2 / R·293

定价：20.00元

http://www.wpcsh.com

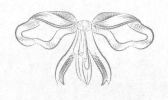

本书献给中国准妈妈和妈妈们，
献给所有支持、帮助、实施安全有效
无痛分娩的人们。

胡灵群医生

目　录
CONTENTS

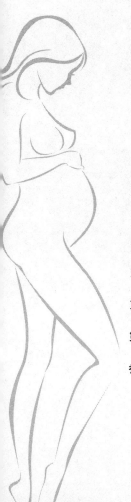

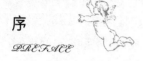

序

非常高兴给这本《你一定要知道的无痛分娩——发生在你身边的故事》写序。

怀孕生小孩是大多数夫妇一生中经历一次或有限几次的事,很多夫妇被怀孕和将要诞生的小生命吓坏了。为了迎接新生命的到来,他们要反复斟酌这个过程中的每一个细节。这些经历让他们焦虑、恐惧、手忙脚乱,甚至到了失控的地步。我们产房里的医护人员天天面对像你一样的孕妇、产妇、待产的、分娩的。日常的工作中,他们见到了快乐,看到了问题,也知道大家所关心的事情。最重要的,他们很清楚那些将要做父母的人一而再、再而三询问问题的关键是什么。在科技飞速发展的今天,你可以通过熟人、书籍、杂志、网站、媒体等不计其数的渠道,获取同一类问题的不同答案。在这个信息爆炸的时代,尤其出于不同目的的形形色色的东西,很多时候可以混淆视听,使你更感迷惑、惆怅、无所适从。"究竟该相信谁呢?"这个问题成为和你一样的准父母共同关心的话题,也是其他所有求医问药的人同样面临的。

胡灵群医生是我的老相识。坦诚地说,他是你值得信赖的专业知识提供者。胡医生具有极丰富的中美两国无痛分娩的经历和经验,

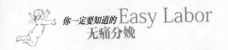

他在芝加哥西北纪念医院及下属的普林蒂斯妇女医院工作了十多年,而这个医院的繁忙程度是全美国屈指可数的。他的"无痛分娩中国行"还把一百多位美国的同事同行带到中国数十所医院,分享他们在分娩镇痛方面的知识和技能。他认为良好的医学教育应该能改变病人临床结局的理念获得了同行们的赞赏,所取得的成就得到了世界麻醉界的认可,2011年度"世界麻醉研究会杰出教育成就奖"非他莫属。今年是总部设在美国旧金山的世界麻醉研究会成立90周年,该研究会致力于世界范围内的麻醉教育和研究,为表彰对麻醉教育作出杰出贡献的医生特设此荣。

本书收集的故事是胡医生从中国的妈妈们、美国的华裔妈妈们、中国产房的医护人员们,以及"无痛分娩中国行"随队的医生、护士、翻译那里得到的。他还从网上各国华人的博客中提取了不少精华。所以,任何准妈妈都能从这本书中获取大量有用的东西。如果你想知道前人是怎么过来的,可以在书中找到回顾历史的章节;如果你不知道分娩镇痛有哪些方式可以选择,可以从书中找到详细的答案;如果你想知道产房里发生了什么事情,本书也以通俗易懂的语言清楚地告诉你;如果你对无痛分娩的安全性还有疑问,书中也对你关心的问题进行一一解答。毫无疑问,本书是所有准爸爸妈妈想选择无痛分娩时不可多得的信息来源,相信通读完这本书,你一定会大有收获。

威廉·卡曼医生
美国哈佛大学伯明翰妇女医院产科麻醉主任
《你一定要知道的无痛分娩——来自哈佛的完全解答》作者
美国产科麻醉和围产医学学会前主委

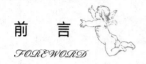

前　言
FOREWORD

　　2010年翻译出版的《你一定要知道的无痛分娩——来自哈佛的完全解答》(简称《哈佛篇》),在某种程度上说是"填补了国内空白",因为在此之前,我们没有在国内找到一本适合分娩镇痛的产前教育读物。虽然"空白"填补了,但一直觉得我们还能做得更好。特别是"无痛分娩中国行"进程中的所见所闻,总在我的脑海中萦绕,很多凡人轶事、很多问题的答案会对产妇更多的帮助,使得我要将这些记录下来。这本《哈佛篇》的姐妹篇——《你一定要知道的无痛分娩——发生在你身边的故事》(简称《中国篇》)也就借着"国产化"的潮流应运而生了。

　　对于国内的大多数产妇来说,无痛分娩无疑算得上是一项"新生事物"。全国不足1%的分娩镇痛率,让很多想尝试无痛自然分娩的准妈妈们可望而不可即,或是望而却步。需要的勇气和当年第一个"吃螃蟹"的人不相上下。如果问问你认识的麻醉医生,无一例外地会跟你说,椎管内(或者俗称:硬膜外)分娩镇痛技术是小菜一碟,是天天做,熟得不能再熟的基本操作。但是实际情况却是国内的分娩镇痛少得可怜,而剖宫产率却高达50%以上(有的医院甚至达到了85%的地步)位居世界第一;相比之下国外分娩镇痛率达到85%以上,而

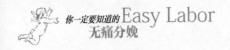
剖宫产率却只有百分之十几。如此大的反差，又不是技术问题，这事一定不简单！本书中《中国馆里没有的中国史》一章会大有看头的！

如果《哈佛篇》是无痛分娩科普的总论，这本《中国篇》就是它的中国各论，因为《中国篇》更深入地讲述了有关椎管内分娩镇痛的话题，这是目前中国产妇和家属，以及医学界最需要了解的东西。《中国篇》还告诉你，椎管内分娩镇痛更深层的意义是提高母婴的安全，而不只是消除疼痛。许多医学研究证实，椎管内分娩镇痛能让安全产程的时间延长，让你有更多的时间试产，从而减少剖宫产的可能，让你和你的宝宝更安全，这是目前为止其他任何分娩镇痛方法都不能做到的。这些内容你可以在《无痛分娩安全吗？》《美国人吃鱼和中国产妇的分娩镇痛》和《给世界意外……》等章节中读到。它们是《哈佛篇》中第四章《无痛分娩》、第五章《帮你减轻点疼痛》和第七章《剖宫产分娩》"国产化"的解读。

我相信在看这本书之前，你已经阅读了很多有关生宝宝的知识，上网搜索询问，向前辈、同事、朋友打听，或许你已经做好了自己的决定——直接剖宫产！省事，咱不差钱！事实上，有你这种想法的准妈妈还真不在少数。医学技术发达了，又有了术后镇痛泵，剖宫产在很多产妇心中成了安全又无痛的分娩方式。通读了这本小册子，特别是《给世界意外……》以后，兴许你会改变决定。"剖宫产为的是母婴安全"这一误区不知道伤害了多少无辜女同胞！希望你不是下一个，三思而行！

我们有句俗话叫做"旁观者清"，国外也有本名为《第三只眼》的畅销书，看来人们都赞同，从侧面看问题，更加冷静和客观。这也是本书的视角。这在《中国馆里没有的中国史》《她们是怎样生小孩的？》和《世界博客导读》等章节中得到充分体现。产妇们的亲身经历可以避免作者的"片面之词"。

如果你还记得《哈佛篇》中的《你不是第一个要求无痛分娩》的内容，就知道"无痛分娩"在国外的历程也不是一帆风顺的。医学研究表明，产痛是仅次于烧灼的剧痛，肝、肾结石的绞痛排在第三位的。如果你有过结石病的绞痛，就会明白产痛有多么的厉害了。可是大大小小的报纸杂志却还是充斥着这样的说法：现在的准妈妈们"娇气怕痛"。这是一种具有"中国特色"的外部压力！要以这个逻辑，提倡大家"勇敢不怕痛"，外科手术不是也可以不用麻醉镇痛了吗？

记得 2005 年"芝加哥健走行动"（一个义务帮助病人换关节的项目）在成都进行的时候，一位自以为可以咬咬牙抗住手术疼痛的老汉，"勇敢地"奔赴手术室这个"战场"，让外科医生（在没有麻醉下）置换掉自己坏了的右髋关节。这位"中国勇夫"后来才知道他所得到的麻醉让他免除了疼痛。在手术过程中，他惊讶地对美国医疗队的医护人员说"一点都不痛，我怎么也想不到是这样的"。我们的病人和产妇真是太朴实了。疼痛的程度和感觉是没有种族差异的，只是对疼痛的反应和表达方式因文化背景而不同。无论你是咬牙、咬毛巾、咬被子，甚至是咬自己的丈夫，都是因为你感觉到了产痛，只是中国文化要求你对痛"默不作声"。现代医学并不是"默不作声"的"现代文明"与停留在华佗年代产痛的结合，何况"默不作声"可不完全是"现代文明"。看看《中国行队员的中国故事》，就知道美国医学同行们对这个现象有多么吃惊。当眼睁睁看着不喊不叫的准妈妈们受苦受累、流汗流泪的时候，我们对她们肃然起敬，然而更多地却是感到愧疚。现在已经是一个安全有效分娩镇痛的时代了，你到了医院却没有机会选择椎管内分娩镇痛，甚至你都没听说过这种无痛分娩，这是我们的工作没有做到位。所以，就有了《哪里有无痛分娩？》这一章。

　　借鉴别人的，特别是其他华人妈妈们的生小孩经历，百益而无一害。我们直接、间接地收集了大量的真实故事。《神秘的产房……》、《她们是怎么生小孩的？》和《世界博客导读》介绍了中国的（包括港台地区）、美国的、加拿大的、日本的、新加坡的妈妈们的经历；她们有全自然顺产的、全自然顺产改成剖宫产的、剖宫产的、椎管内分娩镇痛顺产的、全身吗啡和氧化亚氮（笑气）镇痛顺产的（勉强算一例）……希望你能通过比较，自己从中得出结论。可惜从那些故事中除了能看到腹式呼吸法和丈夫陪产广泛穿插应用以外，很难找到使用其他分娩镇痛方法的故事，在此深表歉意。无论你现在的决定如何，希望你能借鉴一部分低估了分娩疼痛准妈妈们的经验，最好还是去一家有分娩镇痛的医院，以防万一。并千万记住你是被允许随时随地改变主意的。因为不乏遇到一些准妈妈们产前信誓旦旦地说："没有什么大惊小怪的，别人能忍，我也一定能忍。"，但是当分娩启动后那种撕心裂肺的疼痛袭来的时候，她们就改变主意了。生宝宝是一个你乃至你们全家最重要的一件事情，新生命降生给全家带来快乐的同时，也让你备受煎熬。但现在你完全有理由选择只要快乐，不要痛苦。

　　也许是中外文化信仰的差异，人们对这么多由"洋雷锋"或当代"白求恩"组成的"无痛分娩中国行"还不太了解。《2008年一个不起眼的故事》、《中国行队员的中国故事》和《无痛分娩中国行》等章节中，详细讲述了它的起源、发展、目标、具体做法和工具，以及它的一系列细则、规章和职责。让你清清楚楚地知道他们的"所作所为"，知道他们是一个普通又特殊的人群。

　　在这本书出版之际，非常感谢为本书提供各种素材的海内外华人妈妈们，包括那些博客的作者，也包括很多在第一线的医护人员。感谢"无痛分娩中国行"的全体队员们，你们的无私奉献感动了中国的准妈妈和产房医护人员,你们的言传身教促使着和你们共事过的中国同行们去努力进步。感谢为本书提供珍贵历史资料和帮助收集素材的中国同仁们,北京大学第一医院的曲元医生,上海国际和平妇幼保健院的余大松主任,南京市妇幼保健院的沈晓风主任,四川乐山市的吴健雄医生,深圳市的范静医生和广州市的雷旭东医生。还特别感谢卢孝江,王英华,李志刚,韩丽等读者代表在终稿前的建议。

胡灵群医生
美国西北大学芬堡医学院麻醉科
"无痛分娩中国行"发起人和总领队
《你一定要知道的无痛分娩——来自哈佛的完全解答》主译
2011年度"世界麻醉研究会杰出教育成就奖"获得者
2012年5月于芝加哥

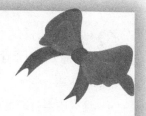

第一章

2008年一个不起眼的故事

——"无痛分娩中国行"的到来

　　2008 年对中国来说是难忘的一年。8 月中国第一次举办了奥运会,不但张艺谋的开幕式震惊了世界,而且中国也第一次登上了"世界金牌第一"的宝座。有预言称,这是中国返回世界巅峰的转折点。更让世界震惊的是,5 月 12 日的四川汶川大地震之后,在地理环境十分复杂和困难的条件下,中国的领导人、中国的军队、中国的老百姓如此大规模、有效、迅速地救援和重建。

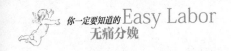
2008 年，还发生了一件对中国产妇具有划时代意义的事件——
"无痛分娩中国行"。经过了近两年的筹备，6 月 8 日，它第一次
来到了中国。

这次中国行的地点选在了这一活动的发起人，美国芝加哥西北大
学芬堡医学院麻醉科胡灵群医生出生的医院——浙江大学医学院附属
妇产科医院。这也是他的母校和临床实习第一天所到的医院。

虽然，那一年是"世界妇女无痛年(Global Year Against Pain in
Women)"[1]，虽然，当时得到了当地媒体的关注和中华医学会麻醉分会
的官方网站"麻醉在线"的大力宣传，[2] 但与奥运会、重建汶川，和中国
人的太空行走，以及海峡两岸的三通相比，"无痛分娩中国行"的首次
到来，还是显得有些静悄悄。

"无痛分娩中国行"来中国干什么？

宣传和具体指导、开展安全有效的分娩镇痛，突出"安全"两字。

"无痛分娩中国行"有什么吸引人的地方？

"无痛分娩中国行"更注重医学教学最终的结果，也就是，全产程镇痛
和随之带来的产科并发症和死亡率下降，以及产妇总体满意度的提高。方
法上，提倡产房内多学科(产科、产科麻醉、护理部、新生儿护理、产前教育)
床边一对一，系统全面地施以安全有效的无痛分娩为主题的临床教学，不
留有任何短板。

"无痛分娩中国行"要达到什么目标？

在 2018 年以前，也就是在 2008 年之后的 10 年内，帮助中国建立起
10 个产科麻醉培训中心，提高中国无痛分娩使用率 10 个百分点。让每年
大约 130 万产妇受益于硬膜外分娩镇痛和由此带来的生产过程中并发症
率和死亡率的减低，以及剖宫产率的下降。

无痛分娩和分娩镇痛有什么不同？

无痛分娩是个普通说法，分娩镇痛则为专业术语。它们描述的都是如
何应对产程中的产痛问题。历史上有很多应对产痛的措施被称作"无痛分

娩"的。呼吸法、水中分娩等都曾经有过这个"头衔",但真正效果确切的只有椎管内分娩镇痛。它是真正意义上的"无痛分娩",是迄今为止所有分娩镇痛方法中,唯一被证实了可以减少母婴并发症和死亡率,为母婴安全保驾护航的方法。这也正是"无痛分娩中国行"所推崇的安全有效的分娩镇痛方法。

总体来说,分娩镇痛包括药物性的和非药物性的。药物性中又包括了全身性和区域性两种。椎管内分娩镇痛是区域性的,也是目前最主要的一种。它用药少,镇痛效果好,安全性高。本书的姐妹篇《你一定要知道的无痛分娩——来自哈佛的完全解答》(下简称姐妹篇)的第四章中有详细的介绍。历史上和当今还在运用的各种分娩镇痛方法在姐妹篇的第五、第六、第八章中也一一作了介绍。

尽管如此,中国产科麻醉的有识之士,还是敏感地察觉到了一个中国产科麻醉发展新契机的到来。当时的温州医学院麻醉系主任、温州医学院附属第二医院副院长连庆泉教授,首都医科大学附属妇产医院麻醉科的徐铭军主任,专程来到了杭州,表达了成为 2009 年"无痛分娩中国行"主办方的诚意。在一系列的实地考察和协商之后,时针指到了 2009 年的 6 月 9 日。

然而,好事多磨。2009 年甲流(俗称"猪流感")的流行让"无痛分娩中国行"在一年的精心准备之后,临行时中国方面先后两次于 2009 年 5 月 27 日和 2009 年 6 月 2 日宣布了最后决定:出于母婴安全起见,取消了预定在 2009 年 6 月 6 日～14 日,北京妇产医院和温州医学院附属第二医院两地的"无痛分娩中国行"(见美国方面用代号为"2009 No Pain Labor N' Delivery Group Message 9"和"2009 No Pain Labor N' Delivery Group Message 10"的信息)。

也许是老天爷要提醒"中国行"——中国产科麻醉的发展道路是曲折的,或许是让"中国行"的队员们有更多的时间充分准备。无论如

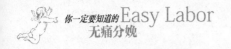

何,2009 年中国甲型流感的流行,给了原本已经不顺利的中国分娩镇痛一个不小的打击。

虽然大家对最后的决定表示谅解,但 35 位美国医疗队员白买了机票已成事实,善后工作也就可想而知了。这也给 2010 年的重新组队带来了前所未有的困难,一些骨干力量从此不再加盟。在这样的情况下,辛迪 · 黄(Cynthia Wong)医生的一句"我会一直去中国"的话实在令人感动,至今记忆犹新。哈佛大学医学院的李韵平医生得知这一困难,在了解了具体情况和将来的打算后说:"我会说服科里专门设立专款,每年资助一位主治医生,一位住院医生加入'无痛分娩中国行'的。"夏云医生尽管带着"我还是不知道这种教学方式和讲课有什么不同"的疑虑,还是继续加盟,并带一位住院医生和产科护士同行。胡灵群医生的美国气道管理学会老朋友弗兰克 · 斯特拉齐奥(Frank Stellaccio)医生则毫无保留地鼎力支持,继续带上一名住院医生同行。加上陶为科医生刚好回中国休假,也毫不犹豫地加入了此行。2010 年"无痛分娩中国行"真可谓"因祸得福",不但原计划得以实施,而且还在原先计划的两个医院基础上,增加了温州医学院台州医院,希望能加快"中国行"的步伐,弥补 2009 年的损失。由于组队方式的改变,最后在人员的数量上保证了三点同时并进的尝试。

2011 年"无痛分娩中国行"进入成熟期。队员们对中国产科麻醉存在的问题有了更深入的了解,开展工作更有针对性,各方面的准备也更充分,并启动了合作的研究课题,强调多学科并进,重点放在产科麻醉管理和床边临床教学。温州医学院附属二院副院长连庆泉教授看中的正是这种临床教学方法,他对胡医生说:"要以产科麻醉带动麻醉各个领域的发展。我要用这样一个机会让我们的医生全面了解美国的临床理念和临床实践。"

台州医院副院长朱坚胜对美国医生的医疗行为深有感触[3]："这些天我看了胡教授带来西北大学麻醉科所用的表格和操作细则，他们进行的每项操作都严格遵循循证医学的模式，值得我们学习。"

南京妇幼保健院麻醉科主任沈晓风教授事后说："这是一个难得的机会，我们学到了美国同行的理念，澄清了很多以往的困惑，扭转了长期以来不正确的操作。我们的医生心里更踏实了，知道了什么是最好的，什么是我们的目标。"

上海国际和平妇幼保健院麻醉科的余大松主任在"中国行"的一周中，一直寻求着中美分娩镇痛理念上和实际管理上的种种差异，倾注了极大的热情，也花费了大量的时间，每天和"无痛分娩中国行"的队员们在一起，及时找出、调整和解决随时出现的理念困惑和冲突。临别前，千言万语汇成一句话："谢谢你们的帮助。"

宁波市妇幼保健院是最后一个加入2011年"无痛分娩中国行"的医院。麻醉科的严海雅主任在杭州、上海一直追踪着"中国行"的行踪。总领队胡灵群医生找到他们医院的时候，正好医院刚刚决定大规模推广无痛分娩，医院一时不能相信"馅饼"从天而降。由于没有思想准备，一时做不了决定。在麻醉科严主任的游说下，屈院长和产科范主任最终决定尝试一回。在欢送晚会上，屈院长感慨地说："我们开始不了解，现在却舍不得你们走，你们带来很多的新理念，对我们的帮助确实很大，欢迎你们常来，哪怕来坐坐。"中美医护人员不同组合互相拍照留念，难分难舍，去上海的专车晚出发了整整1小时。

主任、院长们的感受，是不是和我们在一线工作的医护人员的一样呢？

温州医学院台州医院产房的任秀玲和郑爱助产士在医院网站上写道[3]："近日，台州医院产房迎来了美国西北大学'无痛分娩中国行'（的

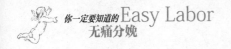

医护人员们)。第一天,我们的两位产妇接受了美国式的无痛分娩。通过这两例无痛分娩,我们学到了一种新的无痛分娩(临床)管理模式。"

医院麻醉医师曹东航说:"他们在无痛分娩方面,对产妇疼痛的持续性评估很值得我们学习……另外,他们十分注重沟通,操作的每一步骤都向病人详细解释,处处体现了他们在工作中的严谨、耐心和对病人的高度责任心。对产妇在无痛分娩中的舒适度给予了极大的关注,让我们深深感受到人性化的服务理念在分娩中的体现。再有,从学术上,我们也学到了很多新的理念和知识。比如,对分娩疼痛的管理有了较新的理念。以前我国一直沿用宫口3厘米至近开全时才使用无痛,国外现在都倡导分娩全程无痛,真正使产妇轻松地无痛分娩;预见性医疗模式引入到无痛分娩管理中,对产程中潜在的意外事件都有预见,减少了分娩中的危险性。提倡分娩全过程时取左侧卧位、预防产妇发生低血压、改善子宫供血情况等,这些都是非常合理的,是我们以前忽视的东西。"

麻醉科的朱小敏和王钰医生在2010年6月10日,也就是"无痛分娩中国行"学术讲座的第二天,对照了中美之间在分娩镇痛中的差异后写道[4]:

"为什么中美两国的数据差异如此之大呢?胡教授认为除了经济原因之外,对无痛分娩存在理念上的误区也是主要原因。

"胡教授说,不只是普通的产妇,甚至是医护人员对无痛分娩也(同样)存在着(不同程度的)误解。在中国,很多医生认为无痛分娩就是为了让产妇'无痛',这是非常片面的。其实无痛分娩最大的好处是减少产妇的死亡率和并发症(率)。比如在产妇和胎儿情况不好、需要紧急剖宫产时,如果没有选择无痛分娩,(又来不及做腰麻)此时产妇需要在全身麻醉下进行手术,(而研究已经证明,全身麻醉对产妇的危险性比区域麻醉大得多。）如果已经是无痛分娩,此时可以加大麻药剂量,避免全身麻醉和全身麻醉带来的危险,直接进行剖宫产手术。无痛分娩是预见性医疗模式的很好表现形式。胡教授说,中国产科更多的是传统医学模式,而美国则是'预见性医疗模式'。传统医学模式是'头痛医头脚痛医脚',发生了某些状况后进行紧急补救。而预见性医疗模式则是考虑到病人的病情可能会发生哪几种情况,并为之做好准备工作,防患于未然。

"胡灵群教授介绍,美国无痛分娩(的)预见性医疗模式主要表现在四个方面:第一,为每个产妇准备齐全(充足)的手术物资,包括顺产、剖宫产等(需要)用到的物资;第二,对每个产妇进行病情评估,预见分娩可能发生的意外情况,让急诊手术变成择期手术;第三,无痛分娩可能出现低血压,随时准备升压药,预防低血压导致(的)其他并发症;第四,术前、术中、术后麻醉医生要认真记录麻醉病历,术后麻醉医生要随访产妇,及时发现和处理麻醉的并发症,保障产妇安全,也为今后的治疗积累经验。

"产科不同于其他学科,预产期基本可以确定,而且有长期的孕期病史记录,非常适合采用可预见性医疗模式。胡教授认为,不进行(采用)预见性模式,大部分剖宫产就是急诊手术,反之就是择期手术。

"产科陈星博士跟随西北大学的医生在产房里为产妇进行无痛分娩,她说:美国医生精心准备每一项工作,关注每一个细节,这种敬业的精神和对产妇负责的态度值得我们每一个人学习。"

在 2010 年 6 月 15 日,活动周结束时,医院麻醉科宋丹和林仙菊医生发表的题为"分享理念学习经验——写在'无痛分娩中国行'活动结束之际"的文章中提到 5:"'无痛分娩中国行'活动周即将结束,以胡灵群教授为首的美国麻醉专家团不仅为台州医院麻醉科带来了最新

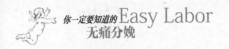
的麻醉学理念和循证依据,同时也肯定了台州医院麻醉科医生过硬的技术操作水平。

"随着分娩镇痛(水平)的提高以及人们观念的改变,分娩镇痛已越来越被产妇及家属接受。如何确保产妇安全无痛的分娩? 胡灵群教授向我们详细(地)介绍了预见式(性)医疗模式和遵循循证医学的模式,在应用经验医学的同时,麻醉医生针对患者的实际病情进行详细的术前评估,正确(地)选择麻醉方法,根据循证文献证据,解决有关问题,很多是疑难问题,最大限度(地)预防降低围手术期并发症的发生率,(以)确保围手术期(产妇)的舒适(和)安全。

"预见式(性)的医疗模式不只是在产科,在我们整个麻醉工作过程中都非常(具)有指导性的意义,它是优化了的工作流程,是便捷、高效的治疗模式。麻醉科主治医生周纲说:'美国和中国虽然存在国情、文化、个体等差异,但是他们严谨的工作态度、严密的工作流程、体贴的人文关怀、遵循循证医学的模式等都非常值得我们学习和借鉴。'"

温州医学院附属第二医院麻醉科参加无痛分娩活动的倪育飞医师在丁香园医学论坛上公布的工作日志是这么写的[6]:

"这次'2010温州无痛分娩活动周'的开始,真可谓'天上掉下个林妹妹',给我们带来了求之难得的学习机会。6月7日,我陪同Francis博士(弗兰克·斯特拉齐奥(Frank Stellaccio)医生),一位美国纽约州立大学石溪分校医学中心的主治医师(美国只有住院医生和主治医生两级),当天晚上值班。过了这么多天,发生在那个夜班的事情还是历历在目,难以淡忘。许多宝贵的经历,可能使我们终身受益。我想谈一下我的感受,目的是抛砖引玉。

"当天晚上产妇交接完后,Francis博士很认真地检查了麻醉应急药物,观察了插管喉镜的亮度。随后,我带他们参观了我们的手术室,

(他)对我们的麻醉设备、药品的齐全和摆放规律表示了赞赏。晚上9时,有一名孕妇需要分娩镇痛,我向Francis博士简要介绍了情况,便在他的指导下对该孕妇进行了硬膜外镇痛。由于产房操作空间的狭小,加上中西方文化上的差异,Francis博士极力建议我改扎马步为跪着进行穿刺操作,并对其所观察到的细节问题一一记录在册。完成操作后,我们对操作过程中的细节问题进行了讨论。

"夜深时,Francis博士等依然毫无倦意,不时巡视无痛分娩孕妇产程进展情况。凌晨4时,一孕妇因持续枕后位需行剖宫产,我陪同Francis博士对其实施剖宫产麻醉,切皮前产妇述仍有少许疼痛,Francis MD建议我继续加药,并要及时告知患者,以消除产妇紧张(情绪)。整个手术顺利完成后,Francis博士跟我们亲自将产妇送至病房交与护士,随后我们对手术麻醉过程中问题进行了分析回顾。(早晨)7时,在交接班之前,Francis博士再次去病房对剖宫产孕妇的麻醉恢复进行了评估。

"我们的美国同行身上确有许多优秀的东西值得我们学习,如敬业奉献,严谨务实,技术精湛和人性化等前述的方方面面。"

我们的产妇们是怎么说"无痛分娩中国行"的呢?请听下章《神秘的产房……》分解!

2008年、2009年、2010年、2011年的"无痛分娩中国行"已经成为历史,2012年的"中国行"足迹将踏在广州、佛山、深圳三地。2013年、2014年、2015年、2016年……也已经都有了意向合作医院。有人借"中国的情况很复杂"为由,怀疑"无痛分娩中国行"是否能够达到预定目标。2018年让人期待和兴奋——那时我们中国的产妇会是怎么样的了呢?人们将拭目以待。

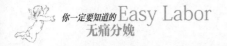

新华社评出2008年国内十大新闻[7]

一、1月中旬至2月上旬，　　我国南方大部地区遭受罕见雨
　　南方　　　　　　　　　雪冰冻灾害

二、3月，北京　　　　　　全国两会选举产生国家机构和
　　　　　　　　　　　　　全国政协领导人

三、3月14日，拉萨　　　　拉萨发生"3·14"打砸抢烧暴
　　　　　　　　　　　　　力犯罪事件

四、5月12日14时28分，　　四川汶川发生8.0级特大地震
　　四川

五、8月8日至24日，北京　　成功举办第29届奥运会和残奥会

六、9月初　　　　　　　　三鹿奶粉事件引起社会对食品
　　　　　　　　　　　　　安全高度关注

七、9月25日晚　　　　　　乘坐神舟七号飞船的翟志刚、
　　　　　　　　　　　　　刘伯明、景海鹏三位航天员首
　　　　　　　　　　　　　次实现中国人的太空漫步

八、下半年　　　　　　　　国家出台扩大内需十大措施保
　　　　　　　　　　　　　持经济增长

九、11月3日至7日，台北　　海峡两岸基本实现直接"三通"

十、12月18日，北京　　　　纪念党的十一届三中全会召开
　　　　　　　　　　　　　30周年大会隆重举行

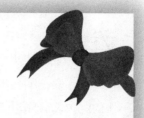

第二章

神秘的产房……

　　和大家一样,第一次去医院产房是自己出生那天(真幸运母亲那时已经知道去医院生小孩)。第二次去的产房刚好是同一个医院的,那是 1983 年的夏天,去产房实习。记得非常清楚,产房门口有块"男士止步"的牌子(现在比较文雅,可能用"男宾止步")。虽然当时挺自豪地不受这块牌子的限制,但对绝大多数中国的男同胞们和没有生过小孩的女性来说,多少对那块牌子里面的产房有些嘀咕,也有些好奇或是胆战心惊。

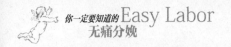

在中国的产房门口,常常会看到这样的情景:每天 24 小时不分昼夜,总有男同胞在门口踱步徘徊,焦急地等待着。时不时从门缝里传来一阵阵凄凉无助的嘶喊声;一会儿,出来一个身着产房制服的医护人员,探出身来喊着某某产妇的家属,说说事、签个字、划个押的,可能是产程中遇到什么问题了,或是得剖宫产了;不一会儿,里面推出一个产妇,平躺着、面色憔悴、疲惫不堪……看起来比跑完马拉松还费劲还累。因为跑完马拉松后,赛跑的人尽管也是筋疲力尽,但还能让自己跑到终点后的那种胜利喜悦浮现在面颊上。

最近有了新鲜事——让丈夫陪产的产房,男同胞们可以不再在外边张望了。再看到他们的时候,并没发现脸上的喜悦,看到的却是胳膊上青一块紫一块的。要不是怀中有个襁褓里的新生儿,真不知道产妇们受了多么大的委屈。里面到底发生什么了?在我们的产房变得像美国的那样安静,还可以对所有夫妇产前开放参观之前,让你见识一下里面的"庐山真面目",听听过来人的故事。

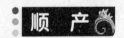

痛得要死、快活得要命!

产妇资料:

职业：妇幼保健院手术室注册护士

年　　龄：25岁　　　产程启动：39周

体　　重：67.5kg　　分娩方式：自然分娩

身　　高：164cm　　出院时间：产后2天

丈夫身高：175cm　　产后第一天下地活动

宝宝出生体重：3 600g　　喂养方式：纯母乳喂养

　　我是一名护士，自从怀孕后就下定决心要顺产，孕期很注重饮食和运动。体重增长 10.5 千克，预产期是 2011 年 7 月 22 日。生产前我和麻醉科主任沟通过，他答应到时候会给我用硬膜外麻醉分娩，我心里充满了自信。

　　7 月 15 日晚 8 点左右与朋友相约聊天，聊天中我忽然觉得不太舒服，虽然离预产期还有 7 天，可心里隐约觉得可能会提早，便与朋友分别回家。回到家中我赶紧上了个厕所，果然，见红了。老公和婆婆急忙收拾东西，我以最快的速度洗了个澡，全家人驱车前往医院时已是 11∶30 了。因为在医院工作，入院手续及查体很快就办好了。虽然怀孕期间曾出过血，血压也曾达到 130/80 毫米汞柱，甚至还查出尿蛋白 2+。但此时我身体状况一切良好，与同事沟通后我决定自然生产。

　　12∶30 同事为我检查后告诉我宫口已经开到 2 厘米，天亮之前孩子应该能出来，我的心情既兴奋又紧张，想到再过不久就能见到相处 10 个月的宝贝，忍不住想笑，可想到随之而来会越加激烈的疼痛，又很怕。老公和婆婆一个劲鼓励我，爸爸妈妈和好朋友也赶到了医院给我加油，同事让我适当走动有助于孩子下降，可没一会儿我就已经疼得没法下床。我对妇产科

13

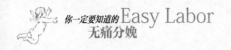
医生说想要硬膜外麻醉无痛分娩,她说麻醉科主任当晚不在本地。建议我使用吸入麻醉,效果差不多。出于对同事的信任,我放弃了硬膜外麻醉。

3点时查体已经开到4厘米,立刻进入产房待产,躺在产床上疼痛一波一波袭来,越来越强烈,以前看过很多产妇生产时都撕心裂肺的叫喊,今天终于有了切身体会。我立刻要求使用笑气(氧化亚氮),可没吸两口笑气就用完了。产房无备用笑气,此时通知麻醉科医生,太迟了。看来我只能硬撑了,当宫口开到五六厘米时,我已快承受不了,我向同事要求做手术,同事鼓励我说很快就能生出来。可我真的承受不了,疼得抓扯自己的头发。

4时30分左右,宫口接近开全。老公被要求离开产房,同事准备为我接生,吸气……忍住……使劲……"不行,不行,劲没用对,全使到脸上去了,屁股往下,往下。""啊……","别急,别急,孩子的头已经能看到了,劲一定要使到肛门上。""不行,不行,忍不住了,啊……"那一瞬间我似乎忘记了疼痛。

5点时我的孩子出生了。可因为最后那把劲使得太急,会阴三度撕伤,助产士责怪我没使对劲才会会阴撕伤。撕伤面太大,缝合起来很麻烦。经过一个半小时的有痛缝合和观察后,我终于回到病房和我的孩子躺在一起!那一刻,像是过了很久很久……直到现在,那时的场景还历历在目。我平时也不是怕痛的人,可那种疼痛,简直比撕心裂肺还来得凶猛。我也常想,如果我不是那么痛,最后那把劲会不会配合得好一些,那会不会也就没有撕伤了?

画外音:不知道这位护士再生一遍会怎么选择?分娩镇痛有很多方法。姐妹篇的第四、第五、第六章中,有着详细的介绍。看了这些介绍,这位护士还会经历这个过程吗?这些问题,只有你来回答了。

为了爱更完整!

产妇资料:

分娩年龄:23岁,35岁　　产程启动:41周,40+4周

身　　高:150cm　　　　分娩方式:自然分娩

丈夫身高:168cm　　　　出院时间:产后2天

宝宝出生体重:2 900g,　　喂养方式:母乳喂养

　　　　　　　　3 500g

14年前怀女儿时,我只有23岁,身高1米5,屁股大,是老人们说的那种好生养的女人,所以我从来没有考虑过要剖宫产。再加上初生牛犊不怕虎的勇气,顺产,是我心中百分百的选择。

我的预产期已经过了7天了。那天凌晨5点过我就醒了,觉得有点便意,上了次洗手间回来想再睡一会,可是还是觉得肚子有点隐痛。脑里灵光一闪,我不是要生了吧?

起床,叫醒妈妈,自己去淋浴,心里隐隐地有些激动:孩子,我就要见到你了。9点钟医院上班时,我的疼痛也还不是那么明显,大概七八分钟痛一次,痛的时候我微微下蹲,用手抵着腰还能够忍受住。

医生为我做过各方面检查后,确定宫口已经开了一些了(多少我记不住了),便为我挂上了缩宫素。滴得很慢,一分钟才那么几滴。

中间我又有便意,上过次厕所。

中午12点过,疼痛的间隙我还吃了碗面条。

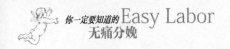

可是午饭后,情况就不那么妙了。疼痛的间隙越来越短,痛的程度越来越深。每一次当疼痛袭来时,我都觉得自己的身体要被撕裂了,痛得我快找不到自己了,呼吸也没办法跟上,我觉得我要窒息了。

眼泪不断地从我眼里涌出来,我记着母亲告诉我的话,一定不要大叫,要保持体力。可是痛还是让我喉咙里咕咕的发出不成调的音符。我觉得我快不行了,我会被这种无法忍受的痛带走,我的下身在被撕裂,被盆骨拉扯着分裂,可是这种痛我又摸不到,反而是它把我的心都要带走了。我的意志在疼痛袭来的那一刻已经崩溃得体无完肤,我抓不到自己,我没办法控制自己,我的呼吸、我的身体都不属于我了,只有痛,只有痛,让我不断慢慢坠落。每一次,就在我要坠到谷底的时候,突然,痛,它又不在了,又放手了。

痛得越来越密了,下午3点过的样子,我开始流血了。医生检查过,宫口只开了4厘米,还不用进产房,我就这样流着泪、流着血,痛着,死一次又回来一次。痛袭来的时候我不能听见任何人说话的声音,任何一种声音都会让我没办法用最后的一点意志抓住自己。我记不清自己是怎么撑过来的了,只知道6点钟扶我进产房时,我已经连头都抬不起了。在产床上,我突然想小便,医生很好,温柔地对我说:"你要小便大便都行,我们不会说你的。只是你的手一定要牢牢地抓住这两个扶手,听我们的话好好用力。现在孩子已经在产道了,你没有回头路了,一定得加油。"

我忍着泪,拼命地点头,我知道我已经被推到风头浪尖,没有任何的退路,只能拼死做最后的一搏了。

开第二个产包时,我的便意越来越重,医生叫我随着便意用劲。刚开始几次,我劲用得不对全用到了脖子上,脸红脖子粗的,却完全没有帮着宝宝。几次以后,我掌握了技巧。最后的一次,助产士站到我身边轻压着我的肚子，我知道，我得使全劲了，帮我的孩子来到这个世上。一个暖暖的肉团滑了出来，我的胯下有一股温热的感觉。我僵硬着身子一动也不敢动，生怕自己伤着宝宝。时隔14年后的今天，我仍然能够感受到那份柔软、那份温暖。

我的孩子，她来了。1997年6月21日，19:32。女儿啊，你就是这样降生到这个世界的。

当我看到你的第一眼时，我觉得太值了，为你，再痛，妈妈都愿意承受。缝针的时候，医生告诉我："不能用麻药，会很痛，你要忍住。"我看着睡在称重器上的女儿，笑了："没事，再痛我都能忍住。"缝针的确很痛，我紧紧的抓着产床两边的扶手，身体的颤抖让床也跟着我在轻微的抖动。可是这一次，我没有哭，望着女儿，我一直在笑。

生下女儿12年后，我再次准备做妈妈了。这时的我已经是个35岁，中间动过两次腹腔镜手术（一次胆结石，怀二子半年前的一次宫外孕手术）的高龄高危产妇。选择顺产还是剖宫产一直是我和孩子爸爸在讨论的议题。

虽然有很多不同的声音，可是我内心的执著告诉我，到了那一刻，我还是会选择自然生产下我的孩子。

2009年3月17日早上，已经过了预产期4天了。早上6点过，我醒了，觉得肚子有一点疼。在洗手间时，我觉得下身湿湿的，一看，很多白带夹杂着一些血。这次和上次的情况不太一样了。我洗了个澡，带上准备好的物品去了医院。

到医院检查，宫口已经开了2厘米，我差不多七八分钟痛一次。医生在做完例行的检查后，让我直接进产房。

在产房门口，我回头看看老公，他对我摆摆手："去吧，别怕，有我在呢。"

睡到产床上,助产士为我输上了缩宫素。我看了一眼墙上的挂钟,中午 11 点。疼痛开始密集起来了,我以为有了上次的经验,我能够抵御这种疼痛。可是当它真正袭来时,我依然不能忍受。我侧身躺着,每一次痛得不行时,就用牙咬紧下唇,把身子弯成虾状,用呼吸来控制自己,让自己的意志不至于崩溃。旁边有个年轻的产妇不能忍受这种令人窒息的剧痛,一直大吼大叫着。虽然我不想听见任何声音,可是我理解她,自己默默忍受着。

痛的频率越来越密,痛感越来越深,我已经觉得快没办法控制自己了。我咬着牙,痛到最极致时,轻轻抬起腰,用背抵着床,手将床单揉捏成了一团,呼,吸,疼痛让我快没有自己了,我觉得眼前一片黑暗——突然,疼痛又走了。

有了上次生产的经验,我知道了等待。上帝让我痛,然后他又会将痛带走。每一次不痛的时候,我就赶快呼吸,为下一次疼痛做准备。

墙上的指针指到了 12:45。

助产士过来为我测量了宫口,询问我是否已经有了便意。在得到明确的答案后,她把两边的扶手扶起让我握紧,让我随着便意用劲。

因为身体一向不是太好,在经历了几小时的疼痛后,我已经有点力不从心了。劲,使得不到位,一旁的助产士急得大叫:"用劲啊,你这点力气生什么孩子啊?"

我已经痛得快要昏厥了,疼痛再一次袭来,我又想抬起腰,被助产士死力按住,我用尽了力气,眼泪汩汩的流出,无助地向助产士伸出了手:"医生,你救我。"

助产士为我在肛门处注射了一针,我想那应该是麻药吧。然后她开始寸步不离地守着我:"来,我帮你。我们争取用两次劲,把孩子生出来。"

我含着泪点头,配合着她。

"用劲,用劲,好,松。"

一次,两次。

"好,松,松。"

我感觉到一个肉团缓缓的娩出。

墙上的时钟指到了 13∶41。

痛,停止了。

我闭上眼睛,如释重负的轻松,我的第二个孩子出生了。

助产士为我进行了缝合。这次的技术已经有了改进不用再拆线,缝合了很多针。

因为是顺产,我的两个孩子都是在出生半小时后就开始了哺乳。

孩子小小的口含着我的奶嘴,贪婪地吮吸着。拥抱着我香香软软的孩子,我的眼里心里全是温柔,我太享受这种痛到凌虐极致过后的安静平和啦。我的生命在那一刻绽放出了它最美最绚丽的光彩。在那一刻我觉得自己很伟大,将如此美丽的生命带到了这个世上。我的生命,也因此而变得更加圆满。

很多很多年以后,我依然非常愿意想起那一刻。而每一次想起,我的心都为之温柔的颤抖。

所以我常说女人这一辈子,如果不经历生育的一刻,真的是太遗憾了,生命将不完整。

为了爱的完整,我选择了,而且是两次选择了自然分娩。

画外音:世界上有很多产妇崇尚全自然的分娩方式,说起来有点让人敬佩,也有羡慕的,也是无可非议的。历史上的很多无痛分娩,并没有给产妇们带来安全。看看姐妹篇的第八章就能更完全的了解到,为什么当今世界上,有像这位产妇一样追求完全的自然。这使得你不禁要问

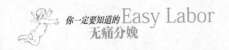
"为什么生小孩一定要痛"这个可能谁也回答不了的问题。有一种说法，"这种疼痛是警示你赶紧得找一个安全的地方，把小孩生下来。"

人们在研究了很多可能的问题后，包括产痛能增加母婴的亲密关系等，迄今找不到一个能说服人的答案。现代医学，用硬膜外镇痛方法，不但实现了人们梦寐以求的无痛分娩，也让你生小孩更加安全了，很多妈妈们回过头来会怎么想的呢？看看本章下面和其他章节，乃至姐妹篇的所有例子，你应该能有自己的结论。

"无痛"听起来很好，我马上签字

产妇资料：

分娩年龄：28岁	产程启动：37周
身　高：160cm	出院时间：产后3天
丈夫身高：176cm	喂养方式：混合喂养
宝宝出生体重：3 200g	

"和其他人相比，我的怀孕过程相当愉快，没有前三个月的呕吐，没有水肿变形，更没有其他并发症。在这样愉快的氛围中，我愉快地选择了顺产。怀孕时我买了许多书籍，也参加了医院的产前教育班，一番学习后，我自信满满，认为自己完全做好了准备。其间我的姑妈，一位产科护士，提醒我顺产可能会非常吃力，不过我还是认为自己可以应付。

那一天到来了。晚上11点，我正和刚刚出差回来的丈夫聊天，突然羊水破了，我们还算镇静，带上准备好的物品，通知了父母，然后赶往医院。路上很安静，只听见沙沙的轮胎声，宫缩很轻，完全可以忍受，我心里很庆幸，感觉自己做了正确的选择。等到在病房安顿好,情况不同了。宫缩变得越来越厉害,间隔越来越短,我按照所学的呼吸法呼吸,但是作用有限,而且感觉腰部痛得不行,既尖锐又沉重,我感觉自己就像一块华夫饼,"啪哒"一下被拗断了,碎屑落了一地。反反复复的疼痛拷打让我支撑不住了,头晕,意识也有点飘忽,有没有人能帮帮我? 可是凌晨时分没有医生,我只能继续痛苦地等待。

天亮了,护士再来检查,宣布我可以进产房了,好消息! 快解脱了! 用最快的速度吃完一块巧克力,我被推进了产房。里面的场景很奇特:三位产妇,一位声嘶力竭地大喊,我要死了,一旁的护士则在劝她不要浪费力气;一位在安静地看书;一位在抱怨房间里的高分贝,那一瞬间我居然想笑了。但很快我笑不出了,进产房可不是结束,而是新的开始,一波一波的疼痛持续袭来,比前面的还要凶猛,简直无休无止。就在这时,有人问我要不要做"无痛分娩","那是什么?""你看一下说明书。"白纸黑字放到我眼前。说实话,当时我已经头晕眼花,根本无心分辨上面的文字,'无痛'听起来很好,于是我马上签字。

过了一会儿(后来知道是给家人说明签字去了),医生来了,检查宫口时隐约听见她嘟哝了一句:已经 6 指啦,然后要求我侧身、不动(在强烈的疼痛下还要保持不动?! 真是很难很难),然后消毒、注射(打针)。

几分钟后,我的疼痛缓解了,不再那么尖锐难忍,紧绷的神经和身体慢慢放松下来,终于可以喘口气了。再后来,进了产房,在导乐的指导下,呼吸、用力,她告诉我进展情况,我则全力配合。

10 点整,宝贝终于出生了。在整个生产过程中,疼痛仍有,但可以控制,我能够和导乐清楚地沟通,专心于呼吸用力,这种表现让我得到了导乐的表扬。

如果重来一次，我仍然会选择顺产，对，我觉得自己可以做到。但是也有失误，第一是对产痛估计不足，低估了"敌人"的威力；第二是对整个分娩过程不了解，以为进产房就万事大吉了；第三是对分娩镇痛的知识不了解，只掌握了呼吸法这一种。回想起来，我的书和产前教育里更侧重于怀孕和新生儿护理，对分娩这一环的介绍实在少得可怜，分娩镇痛似乎提都没提到，以至于我第一次听到"无痛分娩"这个词竟然是在产房里。我的经历大约可以用"无知者无畏"来概括，但是，这种"无知"是危险的，作为母亲，我认为绝对有必要充分地完全地了解分娩的知识，让生孩子这一天少一点痛苦多一些快乐。

画外音：要是早点知道就好了，早点给，迟点撤那就更好。曲元医生说："能有就不错了，全程镇痛还得再等上一阵子才能做到呢！"可是，看看后面的实例，你马上就知道，这个全程镇痛其实就在眼前。

前赴后继的无痛分娩！幸好有你！

产妇资料：

职　　业：妇产科医生	宝宝出身体重：3 250g（6斤5两）
年　　龄：25岁	产程启动：40周第四天
体　　重：62.5kg	出院时间：产后2天
身　　高：160cm	产后第二天下地活动
丈夫身高：167cm	喂养方式：纯母乳喂养

我是一名妇产科医生，我的预产期是 2011 年 5 月 5 日，一直都有自然分娩的想法，而且很有信心。在怀孕期间坚持往这方面努力，为顺利分娩、生一个健康的宝宝准备着。

产前检查一切正常，37 周后我就等待着产程的自然开始。没开始前，无数次地猜想着"宫缩痛"到底是怎么个痛法？以我对自身条件的估计，觉得我应该会在预产期前分娩。可直到预产期到达后，仍然没有临产的迹象，于是我开始有些焦虑，虽然我知道此时的焦虑是没有必要的，但还是无法控制，每天盼望着临产的到来，早一点看到我的宝宝。还好有丈夫一直陪伴在我的身边，让我稍微减轻了些许焦虑。

在 40 周第四天的晚上我开始有了不规律的宫缩，心里窃喜，我的产程终于快开始了。现在回想起来，那时不知道是由于喜悦之情掩盖了我的疼痛，还是原本就没那么痛，所以我觉得刚开始一点也不痛。我原以为我的产程由此开始了，但是第二天白天疼痛消失了，我很失望。到了晚上睡觉的时候又开始了腹痛，这次感觉到了明显的疼痛。其实我觉得腹部的阵痛我都是可以忍受的，我不能忍受的是伴随阵痛所产生的肛门坠胀感。同样，第二天白天阵痛消失，我知道我出现了"假宫缩"。我在心里说服自己放松心情，保持良好的心态，可是两个晚上的折磨已经让我非常疲倦了。

第三天晚上依然如此，不过疼痛越来越剧烈，几乎让我无法安然入睡，直到凌晨 5 点才开始出现规律宫缩，间隔 5 ~ 6 分钟，持续40 ~ 50 秒，由此我的产程开始。早上 8 点进行检查，宫口未开。此时我没有入院待产，像往常一样在家里走动着，这段时间丈夫一直陪着我。中午由于宫缩影响，没有食欲，午饭没吃。到了下午，同事给我检

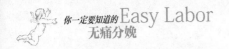
查发现宫口开 3 厘米,此时每四五分钟宫缩 40 ~ 50 秒,我已经非常疲惫了,甚感难以忍受宫缩给我带来的疼痛,在值班医生的建议及我的坚决要求下决定使用硬膜外镇痛分娩。大概在下午 3 点我进入产房进行镇痛分娩的穿刺。在麻醉医生给我把硬膜外打好只推了试验剂量后,我就感觉到了前所未有的放松,不知道怎么就睡着了,什么都不知道了。

当我醒来的时候,老公告诉我我睡了 2 个多小时,可能是这 3 天以来从来没有睡得这么踏实过,醒来顿觉精神百倍,已经完全没有感觉到宫缩所带来的疼痛。然后在麻醉医生吴老师的同意下我自己步行回到家里(我住的地方离医院很近),美美的吃了 2 大碗饭后回到了医院的病床上休息。后来宫缩越来越强,我使劲的按动着镇痛泵的控制阀,但还是不能抑制宫缩给我带来的疼痛与肛门坠胀感。麻醉医生后来告诉我说是因为我们单位使用的是术后镇痛用的机械泵,固定流量 2 毫升 / 小时,每次追加也只有 2 毫升。他因为有急诊手术,所以没有及时给我推注镇痛的药物,所以后面效果要差一些。可能是由于我动度过大,不小心把镇痛泵给弄掉了,疼痛越来越剧烈了,我强烈要求再给我打一次镇痛 。同事在给我做了宫口检查后,同意了我的要求,吴老师再次被叫来给我重新进行了硬膜外穿刺。吴老师做完手术室的急诊手术就来陪着我,说是好观察给药。由于镇痛泵效果很好,让我顺利地进入了第二产程。

经过了我 2 个多小时的努力用力后,终于顺利地生下了我的宝宝,宝宝出生情况很好。很遗憾的是在第二产程刚开始不久,在我用力的过程中我再一次把硬膜外导管给弄掉了,所以在缝合会阴切口的时候没有享受到镇痛的好处,着实有点痛。

我想我这次之所以能够成功的自然分娩，除了我自身强烈坚持自然分娩的信心，医务人员的帮助，丈夫和家人的陪伴外，"硬膜外镇痛"真的功不可没。没有镇痛我可能就坚持不到最后！无痛分娩，幸好有你！

画外音： 真是一个"硬膜外"的诱惑！"时隐时现"的，一个十足的诱惑！防止镇痛的导管脱落，其实有个小窍门，用女孩子的去甲油，去除皮肤上的油脂，再贴上橡皮膏，就能保证导管不脱落。当然，在美国已经有专用喷雾或涂用的橡皮膏加固剂。国内已经出现了美国的高级硬膜外导管，能够防折、防管子和镇痛泵的分离。这些细节和硬件条件可能要在分娩镇痛的广泛开展后，价格合理后，才能慢慢解决。泵的问题是中国一个很大的问题，没有能每小时输40毫升的镇痛泵，要给足剂量，可以手推。每小时输2毫升的镇痛泵，效果不理想，不是用于分娩镇痛的。

生孩子其实可以就这么轻松——一位让产科麻醉医生印象深刻的产妇

产妇资料：

年　　龄：17岁	产程启动：41周		
体　　重：57.5kg	分娩方式：使用硬膜外分娩镇痛顺利生产		
身　　高：157cm	出院时间：产后2天		
丈夫身高：165cm	产后即下地活动		
宝宝体重：3 400g	喂养方式：纯母乳喂养		

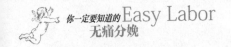

　　我是一家基层县级妇幼保健院的麻醉医生,我们每天都要面对许多的来自区乡的产妇。由于很多产妇受教育的程度都较低,所以她们都缺乏产前相关知识的学习,也没有很好地进行相关的孕期保健与检查。

　　这位产妇是前不久在我们医院用分娩镇痛法顺利生产。她入院的时候还没有满 18 周岁,产前只做过两次 B 超检查。来我们医院之前在当地的乡镇卫生院待产了几小时,可能是担心她年纪太小,又怕痛不能坚持正常生产,所以就让她转到我们医院来了。入院时,她一直都在痛苦的呻吟,随着宫缩的到来又尖叫起来。可不是吗,她也还只是一个孩子。上午 9 点的时候她进了产房,产科的同事给她进行了一次检查,说宫口刚开 3 厘米,头先露。宫缩还可以,大概间隔 4 分钟 1 次,每次能持续半分钟。她自己不停地在声嘶力竭地叫,说不要再生了,想手术了!但她的妈妈坚持要她自己生。她年轻的老公在旁边就像一只热锅上的蚂蚁,没有一点主意。接诊她的聂医生说:"可以试试无痛分娩,简单地说就是打麻药来生孩子。"她妈妈担心地问道:"那麻药会不会影响小孩,会不会有什么后遗症的哦?"但产妇自己却说:"只要能不痛,就可以了。我就要打麻醉!"就这样,我接到了通知到产科给她做无痛分娩。我简单地给她们交代相关风险和并发症的可能,在分娩过程中如何配合及注意的事项。在交代的过程中,她根本就没有听进去,只是在一个劲地催促我要快点给她进行无痛分娩。她唯一的问题就是:"是不是真的无痛哦?"

　　在 10:40 的时候我给她顺利地进行了硬膜外穿刺置管。只给她用了试验量,她就安静下来了,自己说道:"现在要舒服多了!"我给她说:"我一会儿还要给你一点药,你感觉舒服,就好好睡上一觉!可能你之前也没有休息好,不痛的时候就好好睡,后面才有体力生娃娃!"果然,不一会儿,她就睡着了。在办公室,碰到负责她的助产士跟我说:"宫颈都有点水肿,可能有点恼火哦(有困难)!"我说:"那不一定,我们的观念要更新，我很看好这个小朋友的！"我给她采用的是分次注射，在 12 点下班的时候，我给她推了第二次药。问她感觉如何，她说："睡了一觉了，不痛了，但还是感觉得到肚子一会儿又有点胀。"我告诉她说："你的效果很理想的，保存好体力，做好最后的冲刺！"中午我吃过了饭，又去了产房看她，休息得不错。在下午 1 点的时候，又给她推了一次药，看到她轻松的躺在产床上闭着眼在养神，我也就没有打扰她休息。助产士告诉我进展还不错，我就回宿舍休息去了，告诉她有事随时通知我。下午上班我提前了一些到产房，刚进产房，助产士就说："来得正好，我们正在缝会阴了呢！来加点药！"原来这个未满 18 周岁的小女孩在无痛分娩下已经轻轻松松生好孩子了！看到她幸福的笑脸，她已经是另一个小女孩妈妈了！他的老公，对我说了一句："谢谢你，麻醉老师！"我心里说不出的感觉！但我相信通过这个病例，一定会让我的同事更新观念，她一定会慢慢接受无痛分娩技术的！同时，我相信这年轻的一代产妇决不会再认同"生孩子必痛"的旧观念了！无痛技术在基层的推广就需要这样的案例的不断出现来推动！相信不久的将来无痛分娩会让更多的妈妈轻轻松松拥有自己的宝宝，享受做母亲的快乐！

画外音：这个故事不是产妇自己写的，但这是一个美丽的故事。字里行间，透露出这位产科麻醉医生的敬业和执著。这个故事背后的故事更是一个让人热泪盈眶的故事。他的太太就是下文中和无痛分娩擦肩而过的那位，他，一个麻醉医生，实在不忍心看到自己的太太在生孩子时候忍受如此巨大的痛苦，从而走上了推动和推广无痛分娩的征途。为了能开展无痛分娩，他从市级综合医院到了市级妇幼保健院，最后到了县级医院。因为工作，他不得不和太太分开住。因为只有在那里，他才能帮助产妇无痛分娩，看到准妈妈们欣慰的笑容，增加她们的安全。何等的献身精神！他现在四川的一个小县城里，相信中国一定还有无数个这样的基层医生，天使般的医生。为了实现自己的梦想，他还不在乎麻醉医生圈内对产科麻醉不屑一顾的态度，天天做着、干着、宣传着、盼望着，盼望着有一天会"雨后天晴"："2009 年让我又看到了进行分娩镇痛的曙光。'从即日起全面开展降低非医学指征剖宫产率的专项整治活动，市卫生局、市劳动和社会保障局日前联合下发通知明确规定，对不符合医学指征的剖宫产费用医保部门不予支付。'事情并没有那么乐观，我终于明白了，要做好这件简单的事，还有很多工作要做，还有很多路要走。这不是一个人的'战斗'，也不是两个科室之间的事。""2010 年我在网上了解到了'无痛分娩中国行'的公益活动，感觉到了时代的潮流是无法阻挡的！这次活动必然会使这一技术在国内快速推广。"收费问题不解决，"就将是一项完全'公益'性的活动。如何说服领导去开展一项要倒贴钱的新项目，这确实是一个难题。因为增加了产科的工作量，尤其是助产士的工作量和难度。如果不给她们更多的补贴，是没有人会去做的。同时，如果开展得好的话又会进一步的减少剖宫产术的数量，而剖宫产术所产生的费用会是顺产的数倍。我自己都说服不了自己，更不用说去说服我们的领导了。如果我说从医院的长远发展和新技术远期效益去说服他们的话，领导可能会想在任期内可能是看不到你所说的效益和发展了。因为我们的院长都只有 3 年左右的任期而已！他要的只是在他任期内的实实在在的效益所产生的政绩。作为一个普通的产科麻醉医生我的确没有更好的办法了！……所以我选择了另一条路！我从市妇女儿童医院通过公招考试到了县里的妇女儿童医院，我的许多朋友和同事都无法理解我的选择！因为我相信我到了基层后通过我的努力一定可以获得更多的话语权！也只有这样才能离我的分娩镇痛梦想更近一些！"他还没有放弃他所追求的梦。他自己给孕妇普及知识，帮助推广《你一定要知道的无痛分娩——来自哈佛的完全解答》，为你手中这本书收集故事和案例。他下一个梦是能到南京沈晓风主任所在的南京妇幼保健院进修。

"准妈妈们，不要害怕，无痛分娩会帮助你轻轻松松生宝宝。"

产妇资料：

职　　业：产房护士	硬膜外分娩镇痛	
身　　高：167cm	分娩情况：顺产	
体　　重：85kg	当天晚上下床活动	
丈夫身高：180cm	出院时间：产后5天	
宝宝体重：3 650g	喂养方式：混合喂养	
产程启动：39周2天		

2011年7月8日，星期五，我的宝宝顺利地降生了。我的整个分娩过程很顺利，应该说是没痛苦，很轻松，这离不开妇产科医生对产程进展的精确把握，也离不开麻醉医生在旁边的保驾护航。我把我的分娩经验分享给大家，希望准妈妈们不要害怕，无痛分娩会帮助你轻轻松松生宝宝。

那天宝宝39周2天了，临近预产期了，每一天都在既紧张又期盼中度过，虽然每一次的产前检查都很好，宝宝也很健康，可就是不知道肚子里的小家伙什么时候会出来，这还真让人闹心。

早上像往常一样起床洗漱，突然发现内衣上的点点血迹，见红了，这应该是分娩的前兆了，可我知道这并不代表宝宝很快就能出生，所以暗暗地控制了一下刚刚有点激动的情绪，带着提前已经准备好的包包来到了医院。

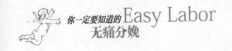
8:30 有了轻微的宫缩,时间间隔在 20 分钟左右,持续时间也很短,只是摸着肚子紧紧的所以不是很疼。我的主治医生给做了必要的检查。检查时间虽然很短,可我实在是无法忍受,难受的差点叫了起来。此时宫口还没有开,继续观察。

9:30 胎心监护很正常,宫缩间隔时间 20 分钟,持续时间长了一些,疼痛能忍受。

10:30 胎心监护很正常,宫缩间隔时间 10 分钟,宫口没开,疼痛加剧但能忍受。

11:30 胎心监护很正常,宫缩间隔时间 10 分钟,宫口没开,疼痛的感觉,肚子下坠的感觉越来越明显了。因为宫缩还不规律,医生给我肌注了一支地西泮,觉得有点困,睡了一觉。

13:30 胎心监护很正常,宫缩间隔时间 5 分钟,宫口开了 2 指,宫缩疼痛还能忍受,医生实施了人工破膜,一股热乎乎的羊水流了出来,这个过程实在难以忍受。

14:00 宫缩间隔时间 3 分钟,持续时间 30 多秒,疼痛开始加剧了,我已经不能好好休息了,请麻醉医生实施了椎管内麻醉。麻醉实施的过程很快,只是觉得腰部有点酸胀的感觉,一点也不痛苦。大概过了五六分钟的时间,我的大腿两侧有了微微发热的感觉,接下来刚刚宫缩的疼痛也慢慢地消失了,只是在宫缩时觉得到肚子紧紧的感觉,不疼了,可是我的双腿活动没有受到任何的影响,我慢慢地放松了,不像刚才那样紧张,可以跟我旁边的助产士轻松地聊天了。

15:30 胎心监护很正常,医生又做了一次检查,不过这次检查一点也感觉不到疼了,宫口还是 2 指,医生给点上缩宫素,助产士一点一点地调着滴数,宫缩也就一点一点地变强,可我一点也感觉不到疼痛。其间有一次胎心变得很慢了,是因为宫缩太强了的缘故,我很是紧张,然后助产士放慢了缩宫素,胎心很快就变正常了,我听着砰砰、砰砰均匀有力的胎心音不知不觉竟然睡着了。

16:30 胎心监护很正常,又检查了一次宫口已经开5指了,而且宫颈也变软了,宝宝的头也下降了,医生说进展很顺利,我觉得很轻松,腿觉得有点麻麻的感觉,可并不影响活动,宫缩变得很强了,可我只感觉到肚子一点一点的憋胀。

17:00 我觉得肚子有点疼了,宫缩变得更强了,几乎每一次宫缩都连了起来,助产士给我检查了一下,宫口已经开了7指了,麻醉医生酌情给加了一些麻醉药,慢慢地疼痛又减轻了,稍稍松了一口气。

17:30 肚子下坠的感觉很明显了,有了点想大便的感觉,助产士一检查宫口已经开全了,宝宝头的位置也很低了,她开始指导我用力使劲。此时我没有宫缩明显的疼痛感,只是憋胀。我在每一次宫缩的时候开始用力,虽然麻醉了可是并不影响腿、腰使劲。助产士在旁边不停地指导我用力、呼吸,我很配合医生,不过我并没有什么疼痛的感觉,很快就准备接产了。"头出来了,慢点使劲,慢点,身子出来了","哇",一声婴儿的啼哭。

18:06 我的宝宝出生了!我很激动,沉浸在初为人母的喜悦中,之后的胎盘娩出,宫颈的缝合丝毫没有感觉到疼痛,很顺利。

画外音: 全程镇痛已经不是什么稀奇的东西了,但可惜在中国还不普遍。产程的潜伏期可以长达8个小时。这位产妇是一个很典型的例子,她潜伏期到了7.5小时,都快到了极限的8个小时了。从描述中看到,她还是很痛,可能还是很痛苦的7.5小时。现在的研究已经证实,忍受这部分的疼痛是完全没有必要的。而且,最大的一组对近1.8万个产妇的研究(见《中国馆里没有的中国史》参考文献),还是在南京妇幼保健院进行的。8:30,这个产妇由产科医生确定产程启动,有疼痛

31

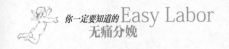
的时候,就可以硬膜外分娩镇痛。尽管这样,正如她最后的结论一样,后面的产程舒舒服服,她也非常满意结果。不知道她自己知不知道,她的第二产程分娩镇痛是中国无痛分娩中的稀罕之举,她也因此成为如今的时髦族!第二产程的镇痛还提升了母婴的安全,为第三产程的会阴修补也提供了镇痛作用。

"真的是太神奇了!"

我是一名助产士,同时也是一对双胞胎男孩的妈妈,一个接受了分娩镇痛并顺利自然分娩的无比幸福的妈妈。现在两个孩子已经 3 岁多上幼儿园了,回想起当年生宝宝的情景,还历历在目,尤其记得生完出产房时,对同事讲,现在让我去跑 800 米冲刺,绝对没问题。

我是 2008 年中秋节凌晨 0:40 在家突然破羊水了,一点半就到了医院,也没有宫缩,就一直断断续续的流羊水,我迷迷糊糊的就熬到了早上 7 点钟。因为自己是双胞胎,又是早产(怀孕 36 周),所以请三班主任给我进行了内诊,看看我顺产的概率有多大。检查结果令人满意,主任说我的宫颈条件不错,结合 B 超双头位,说可以试产,一颗悬着的心终于放下了。可是很快从 8 点钟开始,我就出现了规律的宫缩,每 4 分钟疼 30 秒。因为自己是干助产的,所以开始计算产程,摸宫缩。12 点时宫口已开大 2 厘米,此时我已经疼了 4 个小时,觉得还可以坚持,宫缩时始终紧握着老公的手,好像还能缓解疼痛。可是又过了 1 个小时,检查宫颈还是开 2 厘米,没有进展,我已经沉不住气了,疼得满身大汗,有些坐卧不安了。当时护士长一直鼓励安慰我,又让我坐导乐球,进行拉梅兹呼吸,就这样又过了一个小时。下午 2 点我知道自己到了极限,要求打无痛,立即联系了麻醉科主任张瑾,她在家休息,特意从家中赶来为我打麻醉。两点半我们同麻醉科主任一起进到了产房,此时宫口开大将近3厘米。从摆体位,消毒,穿刺,到给药起效,我觉得一共也就5～10分钟,突然感觉,怎么一点也不痛了,神奇得不可思议。三班主任考虑到产程进展给我静脉滴注点了缩宫素,我也不痛,只是能感觉到肚子胀胀的,是宫缩,可是和之前的肚子痛相比,简直太幸福了。为什么以前的人就没想到会有分娩镇痛呢?我太幸运了。一个小时后我突然有了想用力的感觉,检查宫口发现已经开全。我当时太高兴了,心领神会的在护士长的指导下开始用力,真的一点也不痛,很快下午4:04顺利生下大儿子,2 700克(5斤4两)。4:12分顺利生下小儿子,2 500克(5斤)。听到两个儿子的啼哭声,我更加激动了。太感谢了,感谢大家,感谢给我做无痛分娩的张医生,让我轻松快乐地做了母亲。所以,当我被推出产房见到家人时,她们都觉得很奇怪,问我打了"无痛"真的就不痛了吗?那么神呀,看你一点也不疲惫,还挺会使劲用力的。我说,真的是太神奇了,如果可以,我还要再生,到时还打"无痛"。

画外音:多胎产妇是高危产妇的一种,主要是小孩方面,优先考虑硬膜外分娩镇痛,属于预防性置管的范围。西北大学会让产妇去手术室生孩子,万一有个三长两短,手术台上,硬膜外导管内给更强力的麻醉药物,马上可以手术。全自然的顺产生孩子,的确体力消耗太大,所以第二产程两小时后,能自然生小孩的不多。无痛分娩的一个好处是养精蓄锐,为最后冲刺准备。尽管美国人是不允许吃巧克力,但可能也不需要最后的巧克力!

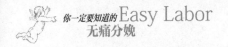
顺产变成剖宫产

与我擦肩而过的无痛分娩!

产妇资料:

职　　业:产房护士	宝宝出生体重:3 250g(6斤5两)
年　　龄:26岁	产程启动:40周
体　　重:59.5kg	出院时间:产后5天
身　　高:148cm	产后第二天下地活动
丈夫身高:168cm	喂养方式:混合喂养

2009年1月30日,我经历了人生中最重要的一部分,由本来的顺产转剖宫产顺利产出一男婴,重3.25千克,长50厘米。

想到在决定把他剖出来之前我所经历的,我想我这一辈子都不可能忘记。

我先简单介绍一下自己的一些基本情况吧,本人身高1米48,怀孕前重46千克,生的时候体重59.5千克。因为职业是护士,所以在怀孕时一直想要顺产,也问了医院的妇产科同仁,我虽个子不高,可骨盆够大,顺产的概率还是大的。于是,怀孕期间我每天都坚持爬楼和散步。

凌晨1点多,我感觉肚子微痛,有便意,去厕所蹲后无果,回来继续睡觉,但是不能安静入睡,一直到凌晨6点,再一次如厕发现见红。

7点,住进医院,B超提示枕后位(最气人的是一星期之前B超还是枕前位),胎盘位置正常。医生检查后说宫口开了 1 厘米,叮嘱我千万不能用力挣(因为从发作到现在我的便意都十分明显,就想把什么东西拉出来。B 超的结果,让我的心都凉了,枕后位让无痛分娩希望有点渺茫了!)。

为了缓解我的不适,老公就给我放音乐,听着音乐我睡着了。一小时后醒来,仍有便意,但阵痛不明显,医生给我挂起了缩宫素。

缩宫素的滴速以我能承受的范围来调节,一直到中午 12 点,宫口终于开到了 3 厘米,但是胎膜一直未破。助产士在宫口开到 3 厘米时给我采取了人工破膜。

一般来说宫口开到 3 厘米后就进入了第一产程活跃期了,相对于潜伏期来说,活跃期进程应该较快,但是对于我来说,那却是漫漫的长征路。持续的枕后位,让活跃期一点也不活跃! 让无痛分娩也擦肩而过了!

在第一产程活跃期中,我推过地西泮,吸过笑气(氧化亚氮),也想过运用麻醉技术来镇痛,可是都没有很好地实施。笑气(氧化亚氮)我吸了两分钟就觉得根本没办法很好地配合,该吸时我没吸,不该吸时反而吸的挺顺。

麻醉技术镇痛我是比较寄予厚望的,因为我老公本来就是麻醉医生,在我怀孕期间他就给我灌输了很多这方面的知识。老实说,要不是他平时给我洗脑,我想我是没那份勇气去想要顺产的。可是,不知道是观念的无法转变,还是新知识的缺乏,也或许是其他方面的原因,我的主治医生很反对我老公给我进行无痛分娩,说那样会影响产妇使力,并且对产程也会有影响。就在我老公给我把腰硬联合都打好的情况下,也没能推药。(我看着自己的爱人在受产痛的折磨,作为最有能力给她减轻痛苦的麻醉医生,我还是给她作了腰硬联合麻醉,腰麻给了20 微克的芬太尼。但作为对产科同事的尊重,我就再也没有给她其他

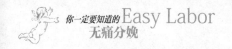

任何的镇痛药物了——做产科麻醉医生的丈夫说）作为一名病人，听医生的话是天经地义的事，可是作为一名护士，一名麻醉医生的家属，对没能实施无痛分娩还是感觉很遗憾的。

就这样，我一直坚持到下午 17 时 30 分，助产士来检查宫口，终于开到了 5 厘米，真是谢天谢地啊！！！！

宫口开到 5 厘米后，阵痛剧烈起来，那种痛就像要把我活生生撕裂开来一样。现在的我对于那种痛只记得自己是一直哭，一直哭……没有尽头。疼痛一直持续，底下也有东西在不停流出。

18 时 30 分，宫口还是只有 5 厘米，没有一点进展。听到助产士这样说后我差点没晕过去，敢情我这 1 个小时是白痛了啊。19 时，疼痛仍在持续，一波比一波剧烈，科室主任被请来会诊，建议剖腹。因为我底下流出的东西已不太正常，有发生大出血的危险，而我也渐渐失去了信心。（我也不忍心再让她继续忍受产痛了，就通过之前的硬膜外置管给局部麻醉药，效果十分理想，整个手术过程中，她都有说有笑的，亲眼看到了宝宝的出生和我给宝宝剪脐带的过程——丈夫说）我是 19 时 20 分被推进手术室的，19 时 45 分，我的儿子被剖出来了，一切评分都很正常。时隔 2 年，现在想到当时的情景还心有余悸，不得不说挺惊心动魄的！可是没能顺产还是让我很是遗憾……

画外音：头盆不称还是一个比较常见的剖宫产指征。枕后位一般很痛，有很多是腰痛，便意感强烈也很多见，硬膜外分娩镇痛能很好解决痛的问题，但改变不了头盆不称带来的难产。作为麻醉医生的丈夫，看到自己心爱的人如此饱受疼痛的煎熬，真的心碎！看看《她们是怎么生孩子？》的那位麻醉医生太太，生了两个小孩了，还没有尝过产痛。中美两国麻醉医生的区别又多了一条。

亲身体会无痛分娩

中国有句俗话,"生孩子如过鬼门关"。虽然那是过去的说法,且自己在妇产医院工作,事先已经充分了解了分娩镇痛的过程及注意事项,但越临近预产期,心里越发有对分娩疼痛的恐惧及焦虑。一直盼着分娩过程能够没有痛苦,40 又 2 周时终于在我院开展无痛分娩中体会到了为人母的幸福。

进入产房时已是晚上 8 点多钟,在胎心监护中羊水破了,刚开始肚子感觉不太痛,待阵阵宫缩随之收紧了,愈发痛了。当疼痛使我咬紧牙齿无法忍受时,宫口已开大至 2 厘米,麻醉医师为我做了麻醉,随着麻醉药的注入,约 5 分钟后肚子就不太痛了,慢慢的一点也不痛了,但宫缩能感觉到。听着产房内没有接受分娩镇痛的产妇的喊叫声及呻吟声,我惬意的在产床上静候着宝宝的降生。产程进展较慢,其间除了隐约地感觉到医生为我进行检查及麻醉医师根据我的感受随时调整着药量外,我一直舒服地睡着,没有了生孩子的焦虑紧张,只是像日常下班后那样睡着了。

到凌晨 5 点多时,羊水Ⅲ度污染,不得已只能做剖宫产提前结束产程了。做手术时,直接给药,及时手术,母子平安。手术过程没有丝毫的不适,在手术室工作,深知常规剖宫产的椎管内麻醉是有牵拉抻拽的不适感觉的,但这次因为有了前面的镇痛,我没有任何不适甚至可以说是非常享受地经受了手术。

这就是我的分娩历程。看到躺在身边的 7 斤(3 500 克)多的宝宝时,感觉像做了一场梦般令人不可置信,心里感到无比的幸福。感谢无痛分娩的开展,使我在人生的重要时刻可以悠然面对,顺利度过,享受生命的幸福。在此,我向麻醉医生们深深地致谢!

画外音:这是一位手术室的护士长,怀孕 39 周后还一直忙碌在医

37

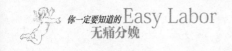
疗第一线,每天依然加班加点,过了预产期,也不让产科医生检查,生怕孩子提前出来,影响医院检查。临产那天,她送走检查团,还坚持上完最后一台手术,当她再也不能忍受阵阵的宫缩痛时,到产房一查,宫口已经开到2厘米。

硬膜外分娩镇痛是目前唯一被证实了的增加母婴总体安全性的无痛分娩方法。有时为了防止在胎心不好、脐带脱垂或其他紧急情况,比如子痫前期恶性高血压、急性心力衰竭,需要即刻剖宫产。有了硬膜外镇痛,就可以马上转换成手术麻醉剂量,安全快速地进行剖宫产,生出你的小孩了。医学上称为预防性置管,或超前置管。有时不一定要分娩镇痛的,也可以注入普通盐水来保持管腔通畅。这是一项非常有效,也是非常前沿的,增加母婴安全性的产科麻醉举措,已经写入了美国产科的临床指南,美国产科医生会提前通知麻醉医生。硬膜外分娩镇痛贯彻以后,像美国人一样,生小孩走荆棘路、过鬼门关也会变成过去。这位护士长显然做了正确的选择。

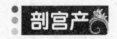

一位麻醉医生的剖宫产

孕妇资料:

职业:麻醉医生	身高:167cm
年龄:27岁	体重:73kg

我的怀孕纯属意外。结婚后，试着几个月无避孕，也没怀上。然后中国内地就开始闹起了轰轰烈烈的"非典"，又是消毒，又是喝中药，甚至注射胸腺肽。那阵子真的是人心惶惶的，大规模的考试被推迟，聚会性质的活动全部取消，我们也准备随时被派往非典第一线。那时候觉得如果怀了孕再得了非典几乎就要死掉，于是放弃了要孩子的想法。到了夏天，非典的闹劲儿小了点儿，我想，反正最近也不想要孩子，先读研究生吧。但就在9月份刚刚开学的时候，我突然发现，自己怀孕了。

作为一名麻醉科医生，怀孕期间我早就抱定了一个信念，就是无论生还是剖，只要一开始进入产程，我就会第一时间让同事给我放一个硬膜外导管，我自己暗暗想，有了管子，即使她们不在，我也可以自己给药。

临近预产期了，正好赶上期末考试，我一直在坚持参加考试，就剩最后四门了。那是个周末，我当时想，只要过完这个周末，什么时候生都可以，那时研究生的课程就告一段落 了。可就在周六的凌晨2点多，我在睡梦中突然感觉孩子的小脚蹬了一下。也不知道是梦还是真的，只觉得"哗"的一下，我睁开眼睛，羊水流了一床。我赶快推醒了老公。

到医院做了B超，结果孩子的双顶径10厘米，也就是说，孩子的头很大。早晨6点的时候，我的宫缩厉害了，间隔两三分钟1次。我很痛，几乎不愿意说话。产科医生查了下骨盆条件，说"跨耻征"阳性，加上孩子头大，可以试试顺产，但可能不太好生。我当时顾不上想那么多，觉得手术也不是问题，于是就选择了剖宫产。

本来想打麻醉也会有疼或者酸胀的感觉，结果给我麻醉的时候，由于宫缩实在太痛了，麻醉穿刺几乎就没有感觉到。

手术的过程很顺利，但手术中还是能感觉得出牵拉腹膜那种揪着的感觉，很不舒服。我实在不喜欢给了镇静药以后头晕的感觉，出手术间的时候我很烦躁，谁跟我说话我就想揍谁。

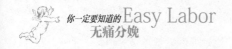
那个时候还要求进监护室呆24小时,孩子不能跟妈妈在一起。我用了镇痛泵,迷迷糊糊觉得周围一直有人说话。到了晚上,伤口开始疼,尤其是按摩子宫时,痛得简直无法忍受。我一再要求给我加镇痛药物,但依然很痛。

就这样迷迷糊糊一夜,很受罪。但孩子不在我身边,我依然很想见孩子。到了第二天早上,我几乎是疯狂的想见孩子,不知道孩子怎么样了,他是不是平安,长的什么样子,肯不肯吃奶粉……

由于在自己的医院住院,手术后第二天回到病房,就陆陆续续的有同事来看我。我记得我总是在说话,一有空就看看自己的孩子。他很帅,并不太爱哭,摸着他的小手,心里的快乐真的无法形容。终于知道,原来疼痛多数由于用缩宫素(作者注:缩宫素又叫催产素,大家有时也叫催生针,可以在分娩过程中,增加宫缩,加快产程进程。产后还常规用宫缩素,增加子宫收缩,减少产后出血)。很明显,只要一挂上吊瓶,肚子就痛起来,输完没多久,就好多了。

可能由于休息不好吧,我一直感觉很虚弱。到了术后第三天,我试着下床想走走,刚刚站起来,就感到眼前一片漆黑。等慢慢站起来走的时候,还是很害怕,生怕伤口裂开。于是用手捂着肚子,小心翼翼地迈步。

术后第四天出的院,感觉剖宫产还是有很多麻烦。回家很久了也不太敢直起腰大步地走,月子里一直感觉很虚弱,带宝宝很辛苦。伤口慢慢地长好了,但留下了一条瘢痕。

如果有机会再生孩子,我想我还是会尽量的选择无痛分娩,剖宫产还是有很多弊端的。

画外音:这是一个普普通通的剖宫产的前前后后。产妇自己是一位产科麻醉医生。在自己经历了剖宫产后,她发誓要让以后的产妇不再受剖宫产的折磨。她顶住压力,天天为了看到产妇们的笑容而辛勤地工作着。她还鼓励同事们一起努力,为了她们共同的理想,为了中国千千万万的产妇能够在镇痛的条件下"享受"分娩。

一位援疆产科医生的报道[1]

3天前,12月8日,参与一起大出血产妇的抢救。幸运的是,经过援疆医疗队和喀什市人民医院妇产科及相关科室医护人员共同努力,该产妇抢救过来了,现在情况稳定,恢复良好。

深夜12点刚过,接到喀什医院医务科电话,说产科有一产妇在手术台上大出血,让我赶紧到医院去。我披上棉袄,跑到小区门口,正看到妇产科主任骑着电单车来带我一起去医院。离医院才一站多路,几分钟就到了,我们直奔三楼手术室。

此时,手术台上躺着一位产妇,38岁,做第三次剖宫产,术中发生大出血。15年前,该产妇怀孕7个月时因大出血做了剖宫产,这个早产儿已经15岁了,现在出落成一个1米65高漂亮的维族少女;第二胎也是做的剖宫产,手术后还发烧了;这次妊娠,孕期还因贫血在其他地方输过"400毫升"血,未定期产检。

我们产科一线医生很清楚,术前已跟家属交代可能大出血、切子宫等问题,但是术中最严重的情况还是发生了,胎儿取出后,只见胎盘覆盖子宫颈内口,手取胎盘,剥离面广泛出血,台上医生一面汇报上级,一面双手掐住子宫下段、子宫颈内口出血处,等到我们到手术室时,据说出血已经"有一两"了,监护仪上显示血压仅60/40mmHg,产妇神志还清醒。

赶紧投入抢救! 我和产科主任一面刷手上台,一面吩咐一线医生迅速找家属再次谈话切子宫,同时请内科二线医生前来参加抢救,并及时报告院总值班及院领导。没有冷沉淀,没有纤维蛋白原,没有血小板,这些救命的血制品要不到! 我们赶紧切子宫,手术尚顺利,虽然残

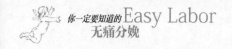

端有散在出血点,虽然膀胱剥离面静脉怒张也有出血,一一给予缝扎。保守估计,出血有4 000毫升(8瓶盐水),给了10袋红细胞悬液,给了1 000毫升血浆,输进去10 000多毫升液体(一个人血管内的平均血液容量是5 000毫升)。病人尽管显得很苍白虚弱,但得救了。

不成功的病例往往有一些环节被疏忽,同样,成功的病例也有些可总结:一个好的抢救团队,当晚,麻醉科主任、急诊科主任很快被请到;一、二线医生处理及时;果断的手术切除子宫;手术后病房护理人员精心的特护……产妇长期的贫血或许使她对缺血更耐受。

昨天,喀什市电视台来采访,镜头前,只见产妇的大姑姐不停的说些什么,叽里咕噜,叽里咕噜,说着说着,她居然哭了起来,我一句也听不懂。问旁边,她们说是在感谢我们呢,夸深圳来的专家呢,我的眼睛一下子湿润了。

画外音:产后大出血的一个重要原因是瘢痕子宫,最多见的是以前做过剖宫产、刮宫等手术,再次怀孕时,轻者前置胎盘,重者胎盘植入,甚至胎盘侵入周围的膀胱、肠子、大血管。切子宫死亡的情况很常见,是临床医学的难点。真不知道以前两次为什么要剖宫产。幸好有这位援疆的医生。

剖宫产的结局——一个麻醉医生刻骨铭心的记忆

一位32岁的产妇,80千克体重,三胞胎,此产妇在4年前做过剖宫产手术! 检查:除有点贫血,其余正常。进手术室后,开通了静脉通路,预先给了液体(预防低血压),腰硬联合麻醉下做剖宫产术,患者仰卧位,向左倾斜15度并预先给点麻黄碱(升血压),手术开始5分钟后出现低血压,再次给予麻黄碱(升血压)。成功取出三胎儿,静脉滴入缩宫素(增加子宫收缩),还台上给了子宫注入,舌下含化米索(增加子宫收缩),因子宫收缩欠佳,出血多约2 000毫升,让护士取血。此时病人烦躁,诉胸闷,憋气,血压较低,给予快速0.4羟基淀粉1 500毫升(补充代血浆),并间断给予多巴胺,麻黄碱(升血压),血压在正常范围内,咪达唑仑 1 毫克(镇静),患者入睡,子宫宫缩乏力还在出血。突然患者血压测不到,血氧测不到,患者烦躁,嘴唇发紫,四肢末梢发紫有紫斑,寒战,迅速给予气管插管通气,并维持生命体征,心率慢给予阿托品共 3 毫克(增加心率),肾上腺素 2 毫克(增加心率和血压),并持续泵入,此时 血压偏高,180/100 毫米汞柱,同时给予 NaHCO$_3$ 100 毫升(纠正代谢性酸中毒),输血,血浆,冷沉淀,血小板(止血),给冰帽,产科止血效果差,经讨论切除子宫,血压维持在 80 ～ 100 毫米汞柱,此时测 FDP 增高,纤维蛋白原 0 克 / 升(没有凝血因子了),凝血四项异常,血气代酸呼碱,氧分压低!血钾测不出!血尿,尿几乎没有,间断给予 160 毫克呋塞米(排尿)不见效,听诊双肺哮鸣音,切子宫,关腹,送入 ICU,进行进一步治疗!(据说,三胞胎没有了妈妈。)

画外音:真不知道为什么 4 年前要采用剖宫产……

"无痛分娩中国行"的那些产妇会是怎么样呢?

"无痛分娩中国行"的第一个无痛分娩故事[2](节选):

22岁新妈妈初尝无痛顺产

像美国妈妈那样在腰椎上打麻药

《钱江晚报》2008年6月10日《人文生命新闻》版C7

宝宝姓名:××
出生日期:2008 年 6 月 8 日 13:32
宝宝性别:男
出生体重:3 800g
父母寄语:做个健康、乐观的人!

顺产和剖宫产之间,到底该怎么选择?怕痛的准妈妈都选剖宫产,但立刻有专家反对,还是顺产更有助于孩子发育。前天中午,22 岁的年轻妈

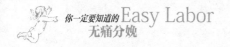
妈陈红燕体验了一种"分娩镇痛"技术,在无痛状态下自然分娩宝宝。这是浙江大学医学院附属妇产科医院"中美无痛分娩周"第一个享受无痛分娩全过程的妈妈。

昨日上午,记者找到陈红燕的病房,陈红燕坐在床对面的椅子上悠哉地喝水,见我们盯着床铺找人,才说"我就是陈红燕"。

刚好碰上美国医生回访,"你是在背上麻醉吗?""现在感觉好吗?""有头痛吗?"陈红燕一一回答,她说自己感觉非常好,美国医生点点头连说了三遍"祝贺你",护士嘱咐她多运动、做瑜伽。

"我真是太顺利了,现在感觉就可以出院了。"陈红燕看上去脸色很不错,她说,自己的预产期就在6月8日,当天凌晨5点半,感觉腹中的宝宝有动静,家人马上把她送到省妇保挂急诊。

"当时医生说我条件好,又年轻,劝我自己生,可我怕痛,产检时说胎儿有点大,央求医生给我剖宫产,医生没答应。"

90%美国妈妈都无痛分娩

早上8:00,陈红燕被送进分娩室,宫缩每隔5分钟一次,虽然还没剧烈疼痛,她开始紧张起来。很快,助产士带一位医生,一边聊天一边向她推荐"无痛分娩","这是美国应用非常广泛的一种镇痛技术,90%的美国妈妈都是用这种方法顺产的。"陈红燕很快动心了,跟等在外面的家人商量后,她决定一试。

在腰椎上打麻药

11:00,医生给她腰椎打麻药。"麻药一上我就不痛了,但宫缩还是有感觉的,助产士一直陪着我,聊天,把我母爱的责任心都激发出来了,我也逐渐感觉放松了。美国医生一直在床边,观察我的血压,记录我的麻醉情况。"

13:32,助产士告诉陈红燕,宫口已经全开了,宝宝就快出来了。陈红燕说自己用了没几下力气,就感觉胎儿已经生出来了。整个过程没有声嘶力竭的尖叫,没有大汗淋漓的挣扎。

宝宝很健康,大眼睛乌溜溜的,陈红燕直说自己福气好。

……

为陈红燕采用的"分娩镇痛",是省妇保和美国西北纪念医院普林蒂斯妇产科医院"无痛分娩交流周"提倡的分娩方式,在无痛中享受分娩生子的快乐。

……

来源: 浙江在线－钱江晚报

作者:通讯员 孙美燕 记者 王蕊 编辑:许苏琴

在同一天的《今日早报》上有这样的描述,"'我开始只是抱着怀疑的心态去试试,没想到还真的一点都不疼,从宫口全开到生下儿子才用了20分钟。'昨天上午,省妇保产二科病房,刚荣升为妈妈的小陈一脸幸福地与记者分享她的分娩经历。"……"为了减轻疼痛,我一直想剖,不过医生给我检查了之后说我不符合剖的指标,不予采纳。"家住丁桥的小陈预产期是6月8日。8日清晨5:30左右,小陈出现了临产征兆,丈夫立即驱车把她送到省妇保。医生检查后告诉小陈,各项条件都很好,完全可以自己生。"后来医生问我愿不愿意选择无痛分娩,是美国的专家来做的,我想能够不痛当然好,跟家人商量了一下后就同意了。"……"'真的一点都不痛,生的时候只有点胀胀的感觉。'小陈说,自己一生完回到病房就可以下地走路了。"

画外音:如果每一个产妇都是这样,该有多好啊!这不是在做梦,历史已经到了这个时刻!美国所有的大学附属医院,很多医院产房中的产妇,已经采用这种方法生小孩了。美国西北大学芬堡医学院普林蒂斯妇女医院产房的最近的一次分娩镇痛率是93%,那是一年1.3万产妇的93%!这位陈女士不知道,她的无痛分娩,已经记录在"无痛分娩中国行"的"史册"上了,也将成为中国无痛分娩的转折点!有一天,中国的所有产妇都有这么个机会得到她那样的无痛分娩。这不是一个梦!

杭州站——我一定要无痛分娩!

2008年6月9日,在"无痛分娩中国行"杭州站的第二天,来了一位是麻醉医生的产妇,因为待产和分娩是不同的房间,到了分娩室,她的宫口已经7厘米(指)了,产房里已经有两个产妇在做硬膜外分娩镇痛,人手吃紧,护士劝这位麻醉医生产妇:"都差不多了,这样生就行

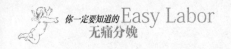

了。"产妇哭喊着:"我一定要无痛分娩!"旁边在指导住院医生操作的胡医生听到以后,说了声,"快!"不到 5 分钟,产妇"从地狱到了天堂,再也没有痛得死去活来了"。这位曾经和丈夫去过美国的医生说:"想不到,你的动作如此之快,我是指望能在半小时内搞定的。因为这是我能达到(做硬膜外)的最快速度。看来有备而来时刻准备着,和临时准备的不一样。"也许这位医生是谦虚,她的操作不一定会需要半个小时,但各种准备工作确实需要一些时间。"中国行"把所有一切都准备了,把所有能做到的都做了:产妇一到产房,采集麻醉病史,体检,知情同意,产科的沟通全部完成;药物,操作器械,安全措施全部到位;首选腰硬联合,加快药物起效时间。一切的一切就是为了尽快减少产妇的痛苦,为了增加产妇的安全!

事后了解到,她对硬膜外分娩镇痛,在美国的时候就已经听说了。在病房的时候,听说有"无痛分娩中国行",她一路喊着要无痛分娩的。她后来在产房里,一直悠闲地看着报纸杂志,后来顺利生下小孩。可惜,她后来去了美国,失去了联系,没有得到比记忆中更多的信息。

温州站——我很喜欢分娩镇痛

这是温州站的产科副主任陈素华医生的话:"很多年前,我自己生小孩的时候,就让麻醉医生给我腰麻。那个产痛谁受得了。我们麻醉科做无痛分娩,我一万个赞同。产妇有了无痛分娩,我们产科医生日子好过多了。头也不那么痛了,耳朵也清静多了。你想想,天天看到笑脸一定比天天看到'哭笑无常'的心情好,对吧?上产钳的时候,非常方便轻松,我想对母婴的损伤都要小,会阴撕裂也感觉少了。"

画外音:为什么会有那么多的产科医生不能向这位产科医生那么开明?第一个把麻醉用在分娩镇痛上的就是产科医生,他叫詹姆斯·杨·辛普森,是英国人,1847 年他曾断言:"医学界一直反对使用分娩镇痛,这是徒劳的,我们的产妇一直在给我们压力,分娩镇痛是早晚的事。"

台州站——我和宝宝一辈子都很难忘却

2010 年 6 月 7 日,台州站,台州医院的张女士,第一位接受这种"美国式的无痛分娩"的产妇,她看着自己刚出生的宝宝激动地说:"在今天这个我一生中最有特殊意义的日子里,能在台州医院享受到'美国式的无痛分娩',我真的很高兴,我和宝宝一辈子都很难忘却,谢谢你们!"

然而,西北大学的住院医生罗南·哈里斯(Ronen Harris)第二天给另一个产妇做完硬膜外分娩镇痛后,产妇并不满意,"我还是痛!"周围的医生护士告诉产妇,要完全无痛是很难做到的,病人之间还有差异,言下之意,"你应该知足了!"

当班的主治医生,加利福尼亚州来的齐贾森(Jason Chi)医生和刚好在场的总领队胡灵群医生,了解了情况后,觉得这事不是很正常,决定重新置管。5 分钟后,产妇完全无痛,满意地露出了笑容,后面一路顺风,安全生下了自己的小孩。

画外音:硬膜外分娩镇痛,有很多细节问题,在出现问题的时候,需要有一系列排除故障的措施,需要有丰富的临床经验,尽管在"中国行"的分娩镇痛细则上有排除故障的路径,但学习掌握需要时间。为此,"中国行"的麻醉编队,参照美国医院,实行住院医生和主治医生两级责任制。住院医生事事向主治医生汇报,常规的、特别的、自己有把握的、自己没有把握的,从交流中学习,也是医疗质量控制的重要部分。

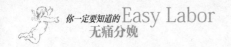

"中国行"面临的另外一个问题是,"中国行"根据建队的宗旨和目标,已经从第一次的公益性医疗结合医学教学,转变为临床教学为主,以减少运营成本,不再带仪器和麻醉穿刺包,这让"中国行"队员很难适应中国的麻醉穿刺包。鉴于中国麻醉医生已没有硬膜外置管的技术问题,在第三次中国行时,已经针对性地不再进行常规的置管操作的教学,而更加集中于系统管理,安全管理,排除故障等中国急需的临床实践问题。

此外,比较保守的估计,90% 以上的产妇是可以享受到全程无痛分娩的,90% 以上的产妇的无痛分娩是平平稳稳的。无痛分娩是指没有疼痛,但最好要有宫缩感觉,不影响休息、睡觉、说话、看电视。通过药物剂量特别是浓度的调节,通常都能达到这种效果。

宁波站——我不能下地走路了!

2011 年 8 月 15 日,星期一,宁波站,在产后随访中了解到,有位产妇不能下地走路,两下肢无力,走路时下腹部刺痛。夏云医生,弗兰克·斯特拉齐奥(Frank Stellaccio)医生,哈罗德·马克维兹医生在得到了住院医生的随访报告后。8 月 14 日负责这位产妇的斯特拉齐奥医生回忆:"这位产妇在宁波站第一天下午,在产房的时候,她对分娩镇痛一直很满意。怎么回事?"有医生开始担忧麻醉的神经并发症了,产科医生马克维兹分析道:"双侧对称性的,麻醉引起的神经并发症还真想不出来,除非硬膜外血肿或麻醉药还没有失效。听起来更像盆腔损伤综合征。我们去看看病人再说。"在简单床边检查后,他认为这就是比较少见的一个产科并发症,耻骨联合分离,盆腔损伤综合征里的一个问题。也许是语言交流的不通畅,宁波当地医生在美国医生琢磨的那一刻,已经很快地给病人摄片,骨科、神经科也都会了诊,得出的也是相同诊断,并且和产妇作了解释并安排了下一步的治疗计划。可谓是心有灵犀,中国的速度还是惊人。这位刚做母亲的产妇对自己的无痛分娩很满意,给了满意度100%。可不意外的意外是,小孩的奶奶对无痛分娩十万分的不满意:"儿媳妇是因为无痛分娩才这样的。"

画外音: 硬膜外分娩镇痛和任何医学上的措施一样,有它的不利的一面。人们常说"中医没有副作用",这只是一个愿望。西医的精华是知道这些不足的部分,一方面权衡利弊,讲究适应证和时机,比如剖宫产;一方面寻求更好的方法,往"没有副作用"的方向努力。在分娩镇痛刚刚起步的时候,一定会经历分娩镇痛"神经并发症"这道坎。把一个能使神经暂时麻痹的分娩镇痛,和神经长时间的麻痹有关的并发症挂上钩是"理所当然"的,把责任推给别人,也是一个理所当然。其实,正如这个例子一样,如果没有常规的产后随访,很多病人的异常症状可能"栽赃"到分娩镇痛上。可全世界137万人的统计结果显示,产科产生的神经并发症是1%,而产科麻醉引起的是1/10 000。也就是说,绝大多数的生小孩过程中的并发症是由产科问题引起的。令人奇怪的是,即使在美国西北大学普林蒂斯妇女医院这样93%分娩镇痛率的世界级老牌分娩镇痛先驱医院,麻醉科管理着神经并发症这块更多属于"多管闲事"的区域。目标只有一个,安全医疗。为了产科麻醉的发展,这个"多管闲事"成为产科麻醉一个不可缺少的组成部分,搞清楚原因,也(算是)可以免受栽赃。希望产妇的教育最终能让"婆媳关系紧张"的这个因素不再介入医疗的诊治中。还好,美国的婆媳关系更为紧张,美国医护人员完全能理解为什么这位婆婆会这么说,不会造成"中美关系的紧张"。

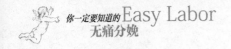
南京站——记者会怎么说？

从来是记者采访别人，而在南京站，正好遇到一位记者产妇在生孩子，也愿意接受别人的采访。还是一人对多人，但问问题的是一群人，答问题的只有记者产妇一人。其中有世界级的专家辛迪・黄（Cynthia Wong）医生，芝加哥的"中国行"产科樊莉医生，中国的产科麻醉带头人沈晓风主任，住院医生克劳迪亚（Caudia），产科护士梅根（Megan），南京市妇幼保健院的麻醉医生汪福洲，中国医学会在线的摄像师和记者，主问是"无痛分娩中国行"的总领队胡灵群医生。开问之前，胡医生要了一个枕头，让产妇左斜位。当时，引起了一致的赞同（*产妇时时刻刻不能平仰卧位*）。

问：你是怎么知道无痛分娩的？

答：南京市妇幼保健院的孕妇学校。

问：你是怎么决定要做分娩镇痛的？

答：自然生产，又是无痛分娩，没有再好的了，同事、朋友都这么生孩子的。

问：你觉得无痛分娩真的无痛吗？

答：真的是无痛！我都睡着了。

问：你能感觉到宫缩吗？

答：能感觉到一点。

问：那不影响你的休息、说话和看书吗？你宫缩的时候要停下来吗？

答：你没有感觉我说话有什么不一样吧？一切都不受影响！

问：你觉得每一个产妇都应该这么镇痛吗？

答：那还用问！

问：你现在紧张吗？

答：没有啊！谢谢你们到中国来普及无痛分娩，真的很好！

画外音：沈晓风主任事先介绍说："刚好有个记者产妇在生小孩，表达好，也不会采访时候太紧张。"中国在医疗器械、药物、监护器方面都已经没有问题了。中国在 1963 年就有人做硬膜外分娩镇痛了。"中国行"的黄医生是沈晓风主任在《麻醉学》上发表的那篇引起世界震惊的文章的审稿人，曾经在 2010 年夏天到过南京市妇幼保健院的旧产房，简直不能相信自己的眼睛，"这么多产妇的分娩镇痛居然是在如此简陋的环境里完成！"今天，在这个刚刚启用的新产房里复制美式全程无痛分娩，绝对没有悬念！

其实，在实际的产房工作中，也是可能没有办法 100％用硬膜外分娩镇痛的。看看那些最高的分娩镇痛率就知道了，96％的使用率可能是碰顶了，因为产妇中有急产的、有患有禁忌证的，也有来不及镇痛的。这些情况，也要有所思想准备。在最发达的产房里，如产妇患有禁忌证，一般采用短效的阿片类静脉分娩镇痛。拉梅兹呼吸法随时随地可以用，丈夫陪产也是 100％（连手术室内的剖宫产也已经时兴丈夫陪产了）。也就是说，产房门口的那块"男宾止步"的牌子，已经或将要成为"文物"了。

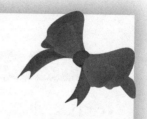

第三章

她们是怎么生小孩的？

    本世纪初期,有一句时髦的话叫"和国际接轨"。以大学为例,许多医科院校并入理工科大学,一些理工科大学也建起了自己的医学院。事先知道外面的"轨"是什么样子的,自然是勿庸置疑。本章的主人公"她们"——美国华人女同胞对无痛分娩的选择和感受感想,一定是你想知道的。这些都是发生在作者身边的真实故事。从主人公大多数是"知识分子"的事实中,你可以看到,你在美国的同胞们是善于思考的一族,虽然,她们犹豫过,但她们通过看到的、听到的和亲身体会到的知识和经历,大多非常乐意地接受了"无痛分娩"这一新生事物,至少没人渴望剖宫产。

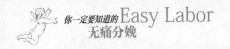

我的无痛分娩不完美！

"**我**是在中文学校认识胡医生,得知'无痛分娩中国行'明年(2012年)要去我的老家佛山。我想把我在美国的生产经历和大家分享一下。我的两个小孩都是在美国私立医院生的。我的个子 1 米 63,第一个小孩 8 斤(4 000 克)重,第二个 7 斤(3 500 克)多。生第一个时,我 27 岁,生老二时 33 岁,两个小孩都是早上启动产程的。我老公也是中国来的,生第一个小孩时,我们刚到美国,家里的事特别多,认识的人也不多,思想准备不够,也不知道无痛分娩。产程开始时,疼痛还能忍受,后来痛得不行。护士问我,0 代表没有痛,10 代表疼痛难忍(10 分制),我想,那时的痛足足可以是 9 分。虽然在进产房的时候知道了无痛分娩,但宫口开大到 4 厘米时才用无痛分娩。据说现在已经没有这个限制了。打了硬膜外镇痛之后就完全无痛了,也感觉不到宫缩了(注:这是用药太过的表现,美国有些医生用药还是比较大),老公一直陪在身边,也没有事干。第二产程中,我的屏气和宫缩不是很协调(注:感觉不到宫缩,就很难配合)。过了 3 小时,最后,小孩是在侧切后,产钳帮助下生下来的。生过一个孩子了,大家说,第二个会容易一些。所以,当时决定不到万不得已,不再用无痛了,免得又用药过量。的确,生老二容易多了,痛也只有 6 分,能忍受,也没有侧切或用产钳,1 个小时就生出来了。不过,两次生小孩,我和小孩都很好,我可以当天下地,能自己洗刷,母乳喂养也都是 6 个月。

"当然,现在没有再要孩子的念头,如果重新来一次,我还会首先选顺产,不会选剖宫产。第一胎的产痛实在不好受,我还会选无痛分娩,只是希望现在的无痛方法比十年前的更好,不会延长产程,不要侧切,不需要产钳。"

画外音: 硬膜外分娩镇痛经过一个发展的过程。10 年前,医生们确实要等产妇宫口开到"三指"时才给她们做硬膜外镇痛。最新研究已经证实这完全没有必要。从这个例子也能看到,有时候镇痛药物浓度过高,不能感受到宫缩,就需要产钳帮忙。还有研究发现,这种情况可能会增加剖宫产率。这些都随着时间推移得到了改善。

往事仿如昨日

这是第一位"无痛分娩中国行"随队翻译,现居住在美国纽约的马艳女士的经历:

在美国生小孩的经历虽然已是 7 年前的往事,回想起来,那一刻刻一幕幕依然仿如昨日,值得写下来分享。

怀孕及生产城市:纽约州宾厄姆顿市(**Binghamton**)

生产医院:约翰逊市纪念医院

产科医生:潘医生,宾厄姆顿市独立开业的台湾医生

母亲怀孕时情况:年龄 26 周岁,身高 1 米 52,身体健康,怀孕过程中遵医嘱服用孕妇维生素(含叶酸),正常饮食,早期有明显的恶心、呕吐等怀孕反应。

母亲生产过程:自然产,无痛分娩

宝宝性别:女

宝宝出生时情况:体重 3 700 克(7 斤 4 两),身高 53 厘米,出生过程有脐带绕颈现象,但出生即啼哭,一切都正常。出生后一个月内母乳喂养,后因母乳太少而改为奶粉喂养。

生产过程:2005 年 6 月 11 日清晨,我开始有疼痛的感觉,跑去医院,护士说开口还很小。但医生体谅天气炎热,让我住进了单人间的产

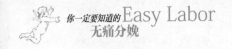

房待产,先生在一旁陪着。这样持续了好几个小时,宫口一直变化不大(开口很小)。有护士照料,每小时会进来询问、检查。有问题,护士就打电话向医生请示(确认)。

我是一个对疼痛很敏感的人,虽然宫口开得很小,但却因阵痛而感到万分痛苦。等到傍晚时分,开口还是没开多大,我已经痛得忍无可忍了。我跟护士说,我要用硬膜外无痛分娩。护士与医生确认,给我做了一系列常规身体检查后(测血压等等),医院的麻醉医生便进来从脊椎(背后)处给我上了硬膜外镇痛。真是神奇,那硬膜外镇痛一上,难忍的疼痛居然马上消失了,我的精神也立刻从坐立不安变得轻松愉快了。

接下去的几个小时是很舒服的,我躺在床上睡了会儿——因为没有疼痛,我不知不觉睡着了。醒来后,我依然能够感觉到宫缩,但一点都不痛。从某种意义上说,此刻感觉宫缩是幸福的,因为每一次宫缩都让我觉得我的宝宝就要出生了。

到了晚上,因为我一直开口缓慢,医生给我的点滴里加了催产的药,护士每小时来检查。凌晨 1 点钟左右,宫口开全,潘医生到医院给我接生。我不用转到其他“生产室”去生产,因为待产房的床摇身一变就成了生产床,待产室也就成了生产室。

因为睡得很好,又加上没有疼痛,生产过程非常快,用力没几下,宝宝的脑袋就钻出来了。只记得那时候因为用了麻药,腿的确是麻木的,没法自己控制,但是却一点不影响我用力,这实在也是我觉得神奇的地方——从脊椎打入硬膜外,可以很好的定位麻醉,使得需要用力的地方丝毫不受影响。

生产过程印象最深的几点:

1. 无痛分娩比我想象的效果更好。它不仅让我没有疼痛,而且帮助我积聚能量,缩短胎儿在宫口挣扎的时间,使得她顺利落地,即使有脐带绕颈现象也马上得以解决。

2. 美国的产房很人性化。在生产前,我们就曾经有机会参观产房,一一了解了这里可以使用的助产设备。产妇会被安排在温馨的单人产房生小孩,整个过程都可以有家人陪伴。一直到宝宝出生后两小时才从这个房间被转移到其他双人房间(有帘子隔开,依然有私人空间)。

3. "自始至终"的美国产科医生。从我怀孕开始,就到潘医生那里去检查就诊。潘医生知道我的身体特点;是否需要控制饮食或者增加水分、营养等。我有潘医生的紧急联系电话,即使不是他接听,也会由他的同事把电话及时转给他。虽然我一直在潘医生的诊所里就诊,但所有的化验和最终的生产都会在指定的、设施非常齐全的医院中进行。一旦我到了医院,只要告知我的产科医生是谁,他们就会和潘医生联系。即使潘医生只在最后接生前到达医院,入住产房后的整个过程都没有间断与他的沟通,所有的医用指示都来自于潘医生。这种由相处多月的产科医生来接生,让我很有安全感,并且有任何问题都不会因为陌生而不敢向医生提出。

画外音: 按年头算,那时应该还是有"三指鬼门关"的时候。但在那前后,很多情况下,医生已经根据病人的疼痛来决定是否采用硬膜外镇痛了,这只是一个例子。产妇的小孩有脐带绕颈的现象,但只要不影响孩子的生命体征,就可以顺产,特别是用了无痛分娩,产妇可以很好地配合医生,这就不是一个要求剖宫产的原因了。当然,有时这种情况需要剖宫产,你的产科医生会根据当时的情况来做决定。关于"自始至终",并不是每个医院都能这样,但产妇在医院受到的"待遇"是真实的、普遍的现象。

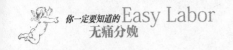

不喜欢西药，硬膜外镇痛除外

我是浙江人，身高1米64，体重58千克。老公是西方人。我从小能够吃苦耐劳，以事业为重，结果推迟了生儿育女的年龄，我34岁时才生第一个孩子。我自以为是很坚强、不怕痛的女性，对于生孩子的疼痛一直觉得自己能挺住。而且我是学中医出身，不喜欢任何西药，怕西药有不良反应。在生产的前3个小时，我一直忍着阵阵的剧痛。产科和麻醉科医生几次来劝我用硬膜外麻醉，我没有考虑就拒绝了。但是疼痛越来越剧烈，接下来的每分钟都像刀割一样，可是孩子就是不肯出来。疼痛让我脸色苍白，疼痛令我心情沉重，疼痛也让我全身乏力，我觉得自己再也坚持不下去了。在产程进行了6个小时的时候，当麻醉科医生再次进门时，我就马上答应了做硬膜外麻醉。这真是奇迹，麻醉后几分钟之内我就不感觉任何疼痛了，而且气色好转，能说能笑，全身有力气了。再过了3个小时，我就顺利地、自然地生产了一个男孩，3 600克（7.2斤）重。产后在医院住了2个晚上就出院，然后在家休息了1个月后我就上班了，一切恢复正常。

生第二胎时我已39岁。这次就容易多了，没有任何犹豫，当宫缩一开始，我就主动要求医生给我硬膜外麻醉。之后我几乎没有经受过任何分娩的疼痛。2个小时之后宝宝就顺利出生了，一个3 500克（7斤）重的女孩。我在家休息了2星期后就开始上班了。

画外音：这位妈妈是学中医出身，崇尚自然。但事实告诉她，中西医各有优势，目的都是为了解除病人的病痛。无痛分娩是件对自己有益的事。

决不受二茬罪!

我(杨女士)是两个孩子的妈妈,老公是位"六尺大汉",1米94的身高,自己也就1米63的个。两个儿子都不小,都是4000克(8斤)左右。怀第一个的时候还是20世纪90年代初,去了产前学习班,知道生孩子是很痛的,练习了一阵呼吸减痛,也没有多想多听。也不知道有硬膜外镇痛。产程的启动是在清晨,以阵痛开始的。启动前宫口已经开到了2厘米。因为是第一胎,来帮忙的母亲说,慢慢来好了,得有十几个小时呢,不着急。去大学城里唯一的一所医院,花了40分钟,一到医院大门口就自动破水了,来势挺猛的。我们被安顿在一个单间产房,每次宫缩,痛得死去活来,这真是一点不假。在身边陪产的老公束手无策,对大喊大叫还有些意见,口口声声说,我们要注意影响,最后让我咬上块毛巾,坚持不让我出声。每5到10分钟一次的宫缩,还没缓过劲来,下一次又来了,没完没了,痛得我筋疲力尽。老公说宫缩持续5分钟,间隔10分钟,我的感觉正好相反。当时,有人让我参加生孩子教育片的摄制,谁还有那份闲心? 还好整个过程顺利,总共只花了4小时。但那个4小时是我一生中最长的4小时。

我没有侧切,有会阴的撕裂,缝了很多针。转到病房里就能下地走路了,当天就可以出院回家。但总觉得刚生完孩子,一天院都没有住,心里不踏实,于是到了第二天出的院。其实,回想起来,真没有必要,还两个产妇合住一间,很不方便,共用一个厕所和便器,大家都有会阴部的创口,记得便器上总有血迹,没有染上传染病也是万幸。

第二个儿子大小和第一个差不多,吃过一次苦头,思想有准备了,产前了解了硬膜外无痛分娩,决不受二茬罪了。产程还是在足月

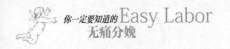

以后开始的,也是在清晨。知道第二胎进展快,三下五除二,花了20分钟到了医院。记得当时慌忙中,连相机都忘带了。一进医院,马上打了个硬膜外,下肢麻麻的,什么感觉都没有了,真是全无痛了,宫缩也没有感觉了。几个小时无所事事,大概是3个多小时,小孩就出来了。记得当时早得连老公还可以去单位上班呢。这次唯一遗憾的是,我在第二产程的用力配合得不好,最后小孩的胎心不好了,上了产钳,小孩才出来的。问了做麻醉的亲戚,据推论,一些美国的私营医院为了少事,用高浓度的局麻药,我感觉不到宫缩了,配合用力不当可能是最后用了产钳的原因。也由于产钳,老二头上蹭掉一小块头皮。这次也是没有侧切,也是缝合了几针,也是第二天出的院。产后恢复时,有个阴道真菌感染,为了用抗生素,小孩1个月不到就断了奶,比第一个早了1个多星期。可能已是40多岁的缘故,体力完全恢复是1个月以后的事。

对我来说,有无硬膜外的生产过程是绝对不一样的(对比是明显的),硬膜外镇痛的效果是无可比拟的。如再生一次小孩,我还会毫无疑问地选无痛分娩,但会选择不同的医院。

画外音:用高浓度局麻药进行分娩镇痛已经被证实会延长产程,增加产钳娩出率。这是第二个例子,这种情况在美国私立的非教学医院比较普遍。值得庆幸的事,中国避免了这一段弯路(没有这么一段发展过程),大家都比较认同低浓度的配方。上述这种情形应该不会多见。

世界上最伟大的发明

芝加哥的陈女士是一家公司的职员,身高163厘米,体重52千克。2010年4月有了一个男孩,3 250克(6.5斤)重。她说:"我是在早晨出现宫缩的。开始有点像胃肠蠕动,能感觉到,但不痛。去了离家很近的一家医院。第一次检查宫口只有1厘米,马上静脉开通,身上放上了很多叫不出名的监护器。很快又破了水,宫缩变成1分钟1次,疼痛顿时加剧,到了痛不欲生的那种程度,而且还不间断。由于事先知道些无痛分娩的知识,要求"硬膜外"(美国人把无痛分娩叫作"硬膜外")。当时的宫口是2厘米,护士好像有些犹豫,请示了产科医生,马上同意镇痛。在做麻醉的时候,真怕挺不过去。可前后只花了10分钟,产痛就镇住了。忽然间,我从痛得死去活来的地狱,回到了人间。那时的感觉就像到了天堂,至今为止,我真是认为这是世界上最伟大的发明。

"后来就再也没有痛过了,产程进展好像比没有'硬膜外'的时候还快,开始还说要用缩宫素,后来发现这是根本没有必要的。没有侧切,也没用产钳和吸引器助产。整个生小孩住院不到(小于)48小时。(当时)生完后,就能在医院里走动,生活也能自理。

"产后恢复过程中,最最困难的是大便干燥,加上会阴部的一些撕裂。怕影响小孩喂奶,没敢吃止痛药。有家里老人帮忙,在家整整呆满了6周,感觉到坐月子是很有道理的。我是母乳喂养的,10个月后断的奶。"

还没有准备要第二个孩子,但如果要的话,生产时使用硬膜外是毫无疑问的。

画外音: 这是收集到的不再有那"三指鬼门关"的一例,也就是,小孩是在2006年以后出生的。美国医疗界广泛采用一种叫做临床指南的"中央文件",针对性地对日常医疗工作中的热点问题"发号施令"。美国的医生们,一般马上执行,以免涉及不必要的医疗纠纷。这位对自己产程记忆犹新的妈妈,没有因为她的宫口小于3厘米(指),而没有得

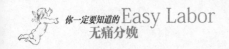

到分娩镇痛。由于产科医生和麻醉医生是属于不同的专业,理念的相互接受通常需要时间。但在 2006 年,这两个专业协会几乎同时废除了这个"3 厘米禁区"。记得,当时产房护士是这个规定的有力推崇者,她们"奔走相告"地欢迎这一新规定。

没有尝到产痛的滋味,一点不遗憾

有位身高 1 米 65,42 千克,两个男孩都是 3 500 克(7 斤)多点的麻醉医生太太回忆道:"当时我们很是匆匆忙忙,先生刚来到这个新地方做麻醉住院医生,刚安顿得差不多的时候,我的产程就启动了。开始只是见红,没有太大的动静,去了丈夫的医院。记不清当时的具体情况,好像是人工破了水,宫缩迟迟不来,用上了缩宫素,理所当然地要了"硬膜外",安安静静地到了第二天的中午,也就花了 30 分钟左右,小孩就出来了。整个产程没有疼痛,丈夫陪在身边,他说这天是他做住院医生以来最轻松的日子。因为我在产程中有发热,小孩就得在新生儿病房待 1 周,以观察孩子是否有感染。我出院后每天两次去医院喂养小孩。当然,来回自己开车,还是有点不方便。

我们的第二个孩子来得比较晚,2005 年出生的,那时候我已经 43 岁了,早产 6 个星期。记得是半夜,先破的水,花了足足一个多小时到达丈夫的教学医院。宫缩也是迟迟不来,用上了缩宫素,自然又用上了"硬膜外",也是没有疼痛。回到病房后就能下地走路,产后第二天出院,回家生活能自理,上厕所,洗澡都没有问题。区别是,第二次麻醉操作所花的时间少,起效快,开始也"麻"得厉害。据丈夫说现在多用"联合腰硬",和这种技术有关。老大生完后,腰痛了很长一段时间,查了很多东西,包括磁共振成像,只是发现钙缺得很厉害,增加了钙的摄入后,问题就解决了。生完第二个孩子后,这一问题再也没有出现。

"我觉得这样生孩子挺好的,安安静静的,没有疼痛和痛苦。据说,很多美国人在产房里,开真正意义上的生日派对,欢庆新生命的到来。要是过去,这是想都不敢想的事。我没有经历过全自然的分娩,据说会痛得死去活来的,听说中国的产妇还是那样生孩子,真为她们捏把汗。"

画外音:作为美国麻醉医生的妻子是幸运的,她能了解和享受最新的镇痛技术,使分娩成为一个幸福的事情。也正好她两次都是破羊水,需要尽快结束妊娠,用缩宫素,才给硬膜外分娩镇痛的(因为用药后促进子宫收缩会剧痛,先打上"无痛"预防)。

开了个真正的生日聚会!

3年前,我同我先生一起来到美国。2009年我怀上了第一个宝宝,全家都为之欣喜,整个怀孕过程都相当顺利,而且每周我都坚持游泳两三次,直到临产的前1个月。孩子的预产期是2010年4月10日,但是那几天并没有什么临盆反应,我和医生约好了4月12日去医院引产。因为很早就知道在美国都采用分娩镇痛,所以我早早地也约好了麻醉医生。4月12日早上6点起床,带上装了产后用品以及照相机和摄像机的小行李箱,老公和婆婆陪着我从从容容的开车到达俄亥俄州立大学医学中心,那情形一点也不像是去生孩子,倒像是去春游。

到达医院办理好入院手续,来到病房,还不忘先拍几张照片留念一下,护士陆陆续续地进来给我安装好各种仪器,随时监视我身体的各项指标,并开始引产。约好的麻醉医生也早早过来了解我的情况。

到达医院2个小时后,宫缩已经达到2分钟1次,宫颈口也开了

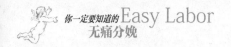

4～5厘米,但是我仍旧没什么感觉,麻醉医生决定干脆趁着我状态良好的时候做麻醉,一来可以完全消除我接下来的疼痛感,二来也便于麻醉医生工作。我以最标准的姿势配合麻醉师成功地进行了麻醉。麻醉后,护士给我人工破羊水,给我插导尿管,我也完全没感觉到任何不适。由于是硬膜外镇痛,我的上半身和头脑都是清醒的,我躺在病床上照常和老公、婆婆聊天。老公和婆婆中午出去吃饭,我躺在病床上闲得无聊,就拿出手机给我的好朋友们挨个打电话,大家都惊讶我怎么到了这个时候还能这么逍遥。

预计下午4点开始分娩,3点左右麻醉医生过来帮我改变药量,让我有适当的宫缩感以便分娩的时候用力。慢慢的我感觉到了有规律的宫缩,但是这种感觉是完全能忍受的。3点30分过后,医生护士陆续到达,给我的分娩做最后的准备。4点20分正式依宫缩开始腹压用力屏气,20分钟过后,我的第一个可爱宝宝顺利降生。整个生产过程相当顺利,老公和婆婆也一直都陪在身边,而且我一声也没有喊叫,直到听到宝宝的第一声哭声,我才激动地流下了幸福的眼泪。老公亲自剪断脐带,宝宝也在第一时间趴在我身上吸到了初乳。医生帮我处理好轻度撕裂的伤口,1个小时后,麻醉医生帮我拔除了身上的硬膜外管,我下半身很快就恢复了正常的知觉。

我们在医院住了一夜,第二天上午洗澡、刷牙、吃饭,换上新衣回到家。真的没有想到生小孩的过程是这么的顺利和舒服,完全不像网上很多妈妈描述的那样痛不欲生,我完全是在享受着这一过程,我老公更是笑我,说还没过足瘾小孩就出来了。在这里我要特别感谢我的麻醉医生夏云教授,使这个让很多妈妈痛苦的分娩过程在我身上变得如此轻松和愉快!整个过程就像参加了一个派对,聚会完后,带着我的宝宝和众多礼物,高高兴兴往家走。

画外音：人们总是说我们的准妈妈们准备不够充分，带来了很多失望。我们这位妈妈可是充分准备以后的失望——"老公更是笑我说还没过足瘾小孩就出来了"。记得曾经有位老家在河南郑州的国内富家千金到西北大学普林蒂斯妇女医院生小孩，爸妈着急地直接从飞机场赶往医院产房。事后说："我们真的害怕女儿受苦，她从小就不知道疼是什么味道，怎么能受那份罪。结果到产房一看，我们的宝贝若无其事地在床上看着电视，还说产程已经开始有一程了。看看她，再看看产房，这哪里是产房? 比五星宾馆都还高级。美国的确先进!" 那位千金父母也是太"失望"了。

美国医学那么先进，是不是还有比"硬膜外"更先进的无痛分娩办法呢?

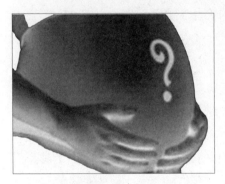

中国行南京站产科樊莉医生提供的"'大学问家'生小孩"的故事，正好可以领略一番正宗美国产妇的"风采"，也能更深刻地体会到姐妹篇的点点滴滴。

"几个月前，曾有位麻醉医生朋友，郑重其事地邀请我参加一个回国访问团，到国内某大城市推广'无痛分娩'。我很赞成他的志向，就跟他参加了替内地女同胞们分忧解难的队伍。据说，国内无痛分娩不普及，比例只占 1%，使得不少女性一想到生孩子，脑子里就出现影视作品里跟当年江姐坐老虎凳差不多的悲惨画面，于是有些孕妇

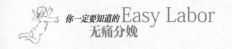

往往直接要求剖宫产，或干脆做结婚不要孩子的丁克族。

"相比之下，美国妇女实在是太幸福了。自从 20 世纪 80 年代开始，硬膜外麻醉便成了大多孕妇首选的镇痛方法，因为它方法简单、效果好、安全，更重要的是孕妇对产程不再恐惧，留下的多是美好的记忆。据统计，美国有 60% 以上的女性接受硬膜外麻醉，在我工作的医院，这个比例接近 90%。美国产房常见的布置，有待产床、家属的沙发床、新生儿温箱、 胎儿心跳检测器、助产的器具、单独的卫生间、电视机、电话等。

"话又说回来，美国不是一个自由民主的国家吗？这点也体现在生孩子上。有些妇女就认定'自然'才是最好的，坚决抵制各种非自然的'干涉'。生孩子痛对吧，那算啥，俺奶奶俺妈妈都能挺过来，俺为什么不行？于是，拉梅兹呼吸法、布拉德利丈夫陪产法、水下分娩、甚至家里生，网上关于'自然分娩'的信息铺天盖地。作为妇产科医生，所要做的，就是尊重病人的权力，包括怎样生产，不管'自然'还是'非自然'。

"我的病人妮可就是这样一位崇尚'纯自然'的孕妇。她是一位名校毕业的博士，工程师，老公约翰是她的校友。第一次见面，我和她握手问好，她先问'大夫，你洗手了吗？'我笑笑说'我总戴手套，并且在看下一个病人之前洗手。'她才将信将疑地把手勉强伸出来，点了一下就又很快缩回去。35 岁的妮可怀的是头胎，她和老公约翰当然很重视，上'谷歌'了解信息不够，还买了医学专业教科书回来研究。所以每次产前检查，我都要像考行医执照一样，接受两个人的轮番询问半小时以上。有时我答了，妮可会说，好像书上不是这么讲的呢……瞧，明知故问啊，有时我真想，干脆我坐病床上被他们检查得了……尽管我在妮可夫妇的考试中没有拿到'满分'，他们还是常来看我。其他几位医生对这点似乎并不介意,因为大家都已经领教了这俩人的厉害。

"快到预产期了,妮可夫妇告诉我,他们参加了布拉德利训练班。'自然分娩法'的创办人之一布拉德利医生,小时在农场长大,见惯了母牛生小牛时自然放松的过程,于是提倡人也完全可以这样做。具体方法是产妇在一个安静黑暗的环境里,闭上眼,深呼吸,丈夫在旁边鼓励和爱抚,背景有悠扬的轻音乐伴奏,最好空气里喷洒些沁人心脾的花露水,准妈妈就会全身放松,昏昏欲睡,不需要麻醉剂止痛,直到最后孩子生出来。

"我再见到妮可时,她带来一沓厚厚的东西,拿过来打开一看,是她的'生小孩计划',洋洋洒洒写了30余条对医生和护士的要求:'我不要麻醉剂,只想自然生','不能有静脉输液','可以在产房外走廊里随便走,爱走多久走多久','不要检测胎儿的心跳,生下后不许打维生素K和用眼药','老公约翰要帮助接生,并剪脐带',更有一句神来之笔'血压计和听诊器等,必须用酒精棉擦3遍,否则不可以碰我'……我仔细研读一遍,心里祷告:但愿别的医生比我运气好,妮可生的时候轮到他们值班……

"2星期后的一天早上,我值班,妮可电话告急,'大夫,我的宫缩开始了!'放下电话,不知怎么,我的小腹似乎也一阵痉挛。中午时分,我蹑手蹑脚地走进妮可的病房。只见窗帘紧闭,昏暗的灯光下,妮可坐在一个花生形状的大气球上,脸色煞白,几缕金发垂在半合半闭的眼睑上。一会儿宫缩来了,她大口呼吸,全身颤动,身后的老公约翰一边轻声嘀咕着'深呼吸,深呼吸',一边给妮可揉背。眼前这一情景,令我油然而生一种莫名的感动,唉,'孩子的生日便是母亲的苦日',此话当真啊!我于是俯下身和着约翰的节拍,轻声说'很好,妮可,透气,透气……'

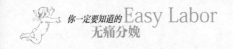

"到了晚上,妮可显得筋疲力尽,宫口离开全还早呢。我建议(只能是建议)妮可用硬膜外麻醉止痛,好继续等待。她听了很是泄气,低头不语。我劝她,别觉得用了止痛药就认为自己是个'失败者',我们的最终目标不就是'健康的母亲,健康的小孩'嘛。妮可和约翰商量半天,还真就接受了我的意见。麻醉做完,妮可很快舒服地睡着了。

"午夜过后,监测器上胎儿心跳出现问题,妮可的产程也受阻,我只好推荐剖宫产。在一阵忙乱之后,妮可被推上手术台,不久,一个3 600克(8磅)重的小家伙呱呱落地。我心里也像一块大石头落了地,探过头到手术台遮布的那边,恭喜躺着的妮可。只见她疲倦的脸,偎依着旁边老公的臂膀,竟露出太阳般的微笑,好不灿烂! 俗语讲'计划赶不上变化',生活中许多事情确实如此。妮可,这个高智商的'完美主义者',在生孩子这一关中,也学做了这一功课。准备工作充分,固然重要,但也要掌握灵活度,随机应变。但愿今后她和老公,养育孩子不要像做化学实验,吃东西要用天平量,餐具还须蒸馏消毒吧!"

有人说,我们大量的研究是根据欧美人做的,配方什么的都对她们比较适合。看看我们同胞们的经历,你的疑虑不知道是大了还是小了?

对于亚裔产妇,硬膜外镇痛的用药浓度、剂量和欧美产妇并没有区别。主要原因是椎管内的空间基本是恒定的,里面除了神经血管外,还有脂肪组织,因而产妇的胖瘦决定了那里脂肪的多少。脂肪多了,里面能装药的空间就小了,药量就不要那么多了。也就是说,给瘦人的药物剂量反而要多,胖人的硬膜外用药量反而少,和静脉用药刚好相反。身高的最大区别在腿上,而脊柱的长短和身高关系并不大。你可能不知道,但天天在用的硬膜外镇痛(包括分娩镇痛和术后镇痛)的药物是不因人而异的。国内外的研究还证实,文化种族的差异并不体现在对疼痛的感受,而是对疼痛的表达不同。从《中国行队员的中国故事》中可以看到,中国行的很多医生和护士都发现中国产妇表达产痛太"文明"了。

　　总之,目前"无痛分娩中国行"的"实施细则"(见《无痛分娩中国行》**一章**)同样适合你。我们在中国的实际工作中也是这样做的。请你想象一下,如果接上了"轨",又让无痛分娩载上中国的高铁,跑遍全国,这是一个如何壮观的蓝图。希望这辆"无痛分娩号"高铁很快跑起来。也就是说,你不需要像《世界博客导读》里那样去中国香港、中国台湾,或是国外,享受《她们是怎么生小孩的?》那些好莱坞式梦幻般的无痛分娩!

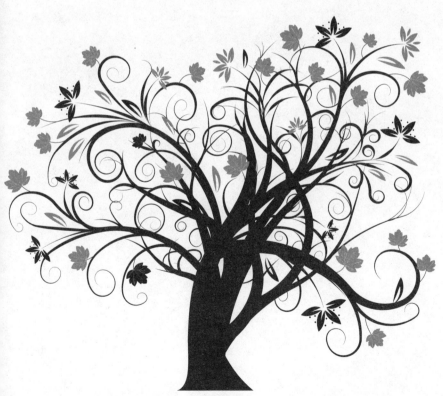

第四章

中国馆里没有的中国史

2010 年上海世博会是中国历史上的一个里程碑,能够亲眼见证这一盛事的中国人是幸运的。那炎炎烈日下人潮如海的场面,肯定可以收入吉尼斯大全。中国馆前参观的人更是天天爆满,即使有耐心排队等待,也不一定能进得去,不少人只能以后再还心愿。中国馆里有一幅现代版的《清明上河图》,那车水马龙、人声鼎沸的都市景象,栩栩如生地勾画出中国古代的繁荣,也凸显了本届世博会的主题——城市让生活更美好。再看 30 年来中国的巨变,无论从馆内那个全景的短片,还是从 20 世纪 70、80、90 年代,到本世纪的 2008 年[1],普通城市百姓人家客厅的摆设变迁,所有的改变都是那么的惊人。过来人更是触景生情,感慨万千。中国馆是所有展馆中最大的,却也装不下偌大的中国,那么多的人,那么多的事,那么多的变化。就连象征现代都市的,20 年前不敢奢望、现在天天代步的家庭轿车,都没能开进中国馆里去。让我们的产妇变得舒舒服服、平平安安的那根细得难以看见的硬膜外导管,"闹"到那个圣殿里去更是不可能。也就是说,不管你去过没去过世博会,我们只有在这里寻找它点点滴滴的踪迹,来弥补一下了。

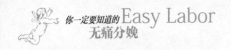

无痛分娩的"中国行"

从哪里说起呢？ 1952 年 10 月 8 日的《人民日报》第四版上[2]，有一篇金凤写的题为"母亲们的声音——给和平使者们"的文章，其中有这么一段："'让和平幸福地成长起来'。这是一个新生婴儿'和平'的母亲——一个年轻的部队文艺工作者杨子生的声音。我坐在她的床前。松松的辫子垂在她的肩头，她是一个可爱的母亲。她高高兴兴地告诉我：'我生孩子没有感到一点痛苦，我白担了那么多的心。我的母亲和奶奶告诉我：女人生孩子就是在鬼门关边上走一遭。可是我生小孩，因为有了无痛分娩法，真是没有什么痛苦。这都是在和平的时代、毛主席的时代，才有这等幸福。孩子生出来是迎接和平的。'她顿了一下，望着我，有些脸红，这样，我们就叫他'和平'了。""无痛分娩"在 1957 年新闻中也有记载[3]"陈赓和张衍在哈尔滨一起看京剧《破洪洲》，台上演员表演穆桂英生孩子痛苦的表情，台下陈赓就着急地大喊起来'不要紧，不要紧，现在生孩子有无痛分娩法，你快去找医生啊！'"。那个年代，无痛分娩似乎也有过大发展。长辈们的记忆中，宋庆龄是当时的号召人。

在姐妹篇里的第六章中有一段描写针灸分娩镇痛。针灸的起源在中国，据说最早记载是在公元 259 年晋皇甫谧编撰的《针灸甲乙经》中，在《千金要方》《针灸大成》《医宗金鉴》里也有过论述。数千年的实践，使针灸成为中国的一个国粹。在硬膜外镇痛问世前，它曾有分娩镇痛的尝试与应用，也应让我们感到自豪。在"百度"的文献里，找到一份 1959 年的真迹，是延安县医院妇产科的研究成果。[4] 他们根据当时的产痛理论，用针灸为产妇进行无痛分娩。当时有不少相关的研究报道，还有用气功的。至于实际效果和可行性,我们得让中医专家去认真仔细地考证了。

在国内互联网上找到的有关分娩镇痛的西医正式文献中,第一次提到"无痛分娩"是 1951 年的《中国医刊》[5]。估计那时的"无痛分娩"是前苏联式的。这不,1952 年 11 月,山东省成立无痛分娩法推行委员会,推广前苏联"精神预防性"无痛分娩法[6]。况且不说那些方法是否管用,现在想想,大家生计还成问题、生命还受到威胁的时候,无痛分娩的确有些奢侈,毕竟 1853 年的英国伊丽莎白女皇与 100 年以后刚刚从战火废墟中拍掉尘土,甚至身上还带有战争伤痛的中国百姓产妇是不可同日而语的。

如果要寻找中国产科硬膜外镇痛的第一人,可能就要数现在依然健在的 84 岁的张光波医生了。从 1963 起,他开始为一些"后门"产妇做硬膜外镇痛。那时候用的是低浓度的普鲁卡因,因为从技术上讲没有什么难度,主要是病人管理、药物选择和配方的问题。当时,尽管这项技术在国内还没有被普遍应用,他还是做了相关的研究和统计分析,并且在 1964 年 5 月南京召开的第一届全国麻醉学术会议上,报告了《连续硬膜外阻滞用于无痛分娩》的论文。北京大学医学院第一附属医院曲元医生曾与我在电话里说:"这种'熟人帮忙'式的分娩镇痛,在我生小孩的 1994 年还持续着。我孩子的生日是 7 月 5 日,我的硬膜外镇痛是徐成娣医生做的。那时候,我们都这么干,有熟人关系户,帮着做一下,药物配方往往是来自国外的文献,用的是布比卡因。"

从中国产科麻醉历程表(见 P94)中可以看到,中国的学术界在 20 世纪 80 年代初,也就是美国刚开始普及硬膜外分娩镇痛的时候,已经开始注意了世界分娩镇痛的发展,并有了相关的全身麻醉药物镇痛的研究。80 年代后期,也有了硬膜外分娩镇痛。第一篇能够找到的硬膜外分娩镇痛专业文章发表在 1989 年《中华麻醉学杂志》[7]上。

"1997 年 10 月北京协和医院麻醉科叶铁虎医生专程到美国俄亥俄州立大学医学中心观摩产科麻醉,回北京后帮助和睦家分娩中心实施产科麻醉。"夏云医生回忆道,"要说中国内地第一家正式有非'地下工厂'或熟人式的分娩镇痛的医院,应该是现在改名成和睦家医院的一家外资企业。他们面向的主要是在北京的外籍人士,也有少数中国的富人。除了语言上和服务上的优势外,无痛分娩在当时的中国无疑是他们开拓市场的一个聪明之举。"对平民百姓,无痛分娩就像现在人们去美国,去中国香港、中国台湾等地方生小孩一样,是别人家的事,想都没有想过。

面对平民百姓的第一家应该是南京医科大学附属南京妇幼保健院。"我们的分娩镇痛工作开始于 1998 年 3 月,以硬膜外连续镇痛为主,1998 年 12 月被迫终止,原因是产科医生不支持。在麻醉科的努力下,得到院领导的支持协调,1999 年 3 月再次启动分娩镇痛工作。开始仅白天有,产科医生不是很支持,由于配方的不断调整,镇痛效果确切和产妇的满意度提高,促使产科医生逐渐接受。2000 年 6 月开始 24 小时分娩镇痛服务工作,其中也遇到一些挫折,但在麻醉科以及产科医生和助产士的努力下,分娩镇痛工作很快得到了飞速发展。由于麻醉科人员紧张,开始时仅由一名值班麻醉医师同时负责急诊手术和分娩镇痛。后来麻醉医师逐年增加,从 2002 年 11 月 1 日开始,每天安排两名麻醉医师值夜班,一名专职做分娩镇痛,另一名负责夜班急诊手术的麻醉……2006 年,我们医院分娩镇痛的普及率在自然分娩产妇中占到 95% 以上。"南京妇幼保健院麻醉科沈晓风主任在和胡灵群医生的通信中说。

上海国际和平妇幼保健的麻醉科余大松主任查找了资料后在信上写到:"我院 2000 年 4 月开设了分娩镇痛咨询门诊,孕妇学校开设了分娩镇痛课程;与产房合作麻醉科派麻醉医师专人负责,每日提供

24 小时分娩镇痛服务。2001 年引进电子镇痛泵后,开展了病人自控硬膜外镇痛,腰硬联合分娩镇痛。"

稍晚于上海,49 年前(1963 年)已经有过分娩镇痛先例的北京大学医学院第一附属医院,在 2001 年 8 月 23 日启动了规模化的分娩镇痛。"中华麻醉学会的前主任委员吴新民教授是当时的麻醉科主任,我具体分管这项工作。2001 年 10 月 22 日(星期一),中央电视台第二频道《健康之路》的'无痛分娩'节目[8],是我和我院的著名产科医师金燕志教授一起参与录制的。"现在仍在同一家医院工作的曲元医生回忆说,"同年 11 月 1 日,北京市的硬膜外分娩镇痛收费政策得以实施。第一期'分娩镇痛学习班'为期一个月,自 2002 年 2 月 4 日开始,3 月 4 日结束,共计 7 名学员,分别来自安徽、天津、辽宁、浙江、山西、湖南,其中 6 位是麻醉医师,1 位是妇产科医师。"从那时起,他们开始了强有力的针对孕妇的宣传普及工作,《健康报》《中国妇女报》等都留下了曲元医生的印记。

现在说起这些事来,似乎比较轻巧。但在当时,不论在中国的南方还是北方,一切都费了不少周折。从时间上看,北方起步略晚,道路可能更曲折一些。正如曲医生说的:"产科、护理部、医院、物价局、媒体等,一道一道的坎都必须过。"中国有句俗语——万事开头难! 尽管困难重重,20 世纪中国的"无痛分娩战役"最终还是在南北方几乎同时打响了!

3 年后,即 2004 年 11 月 2 日,同样在中央电视台第二频道《健康之路》,用了同样的题目"无痛分娩",曲元医生与产科杨慧霞教授第二次录制了同样内容的节目[9]。47 天以后,也就是 2004 年的 12 月 19 日,更准确一点说,当天 8 点 43 分,在新华网(新华社)上出现了一篇耐人寻味的文章,题为"享受无痛分娩产妇比例不到 1%——我国推广无痛

75

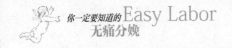

分娩"[10]，13分钟以后，这篇文章出现在了人民网[11]。读着这篇文章，使人感觉到，刚刚起步的中国硬膜外分娩镇痛遇到了很大的障碍。2011年11月30日北京时间零点，用关键字"无痛分娩产妇比例不到1%"在百度上检索，查到了92个网站，在谷歌上搜索到了26 600个结果。也就是说，它被转载了那么多次。在过去的一年中，还有5处转载了这篇文章，而最近一个转载[12]是在2011年10月3日晚上11点36分。这是一篇什么文章？为什么被传阅了8年之久呢？下面我们来看看这篇文章（节选）。

新华网北京2004年1 2月1 9日电（记者任芳，李珍玉）"我现在每天都睡得很踏实，因为我觉得自己在做一件公益事业。"北大医院麻醉科副主任曲元这样描述她和同事们正在努力推广的"无痛分娩"技术。

尽管相关技术20年前就已成熟，但中国年均2 000万名产妇中，迄今累计只有约1万名享受了无痛分娩，比例不到1％。

……

2001年8月，北大医院率先在中国规模化开展无痛分娩，并从次年2月起开办培训班向全国推广无痛分娩技术，迄今已有200人完成了培训。今年6月，北大医院对全国76家掌握无痛分娩技术的医院进行了调查，结果显示，只有约10家医院全天提供无痛分娩服务，其他医院或放弃或只对个别"关系户"服务。

"这技术一看就不是经济增长点。"参加培训的一位副院长一语道破许多医院不愿开展无痛分娩的关键原因。

根据国家物价部门制定的收费标准，产科医生完成一例不到半小时的剖宫产手术可收入150元，而完成一例常常至少10小时的自然分娩仅收入50多元；如果自然分娩是"无痛"的，则可收入70多元，但多了与麻醉医师配合的麻烦。此外，自然分娩过程中的不确定因素更多，无痛分娩增加了医疗风险。

对医院来说，剖宫产的收益更是远远高于自然分娩的收益。在城市，剖宫产收费一般为6 000多元，自然分娩为2000多元，应用无痛分娩的自然分娩增加收费 800 元左右。在乡镇地区,剖宫产收费也往往是自然分娩的两倍以上。

由于剖宫产使产妇死亡率、术后盆腔炎等发病率明显增加,也使新生儿情商较差、容易感觉统合失调,无痛分娩必然使大量因怕疼而可能选择剖宫产的产妇改为选择自然分娩。因此,如果普及无痛分娩,医院在工作量成倍增加、医疗风险加大的情况下,收入反而会减少。

"无痛分娩这种'可做可不做'且几乎无收益的手术,需要有较高的奉献精神才能坚持。"北京市海淀妇幼保健院院长张运平说。事实上,开展无痛分娩的医院都采取了一定措施以提高医务人员的积极性。北大医院每完成一例无痛分娩手术,医院就贴给医务人员 200 元作为奖励。海淀妇幼保健院的院领导以"爱婴医院"的声誉教育员工,院长还亲自和关键医务人员进行个别谈话。位于国家级贫困县的河北唐县人民医院,无痛分娩的总费用仅定为 100 元。院长杨玉霞说,医院主要通过大力宣传参与无痛分娩的医生、提高他们知名度的方式使他们"劳有所得"。"开展无痛分娩对医院的长远发展是有利的。"杨玉霞说,无痛分娩为医院带来的品牌效应和大大增加的就诊产妇,完全可以弥补因提供这项服务而造成的损失。

然而,更多的医院还是更注重"眼前利益",认为推广无痛分娩"是政府的事,不是医院的责任"。卫生部的官员表示,卫生部不会采取措施去推广或阻止无痛分娩,这项服务的普及情况"应该让技术自己说话"。

麻醉医师缺乏也是许多医院难以开展无痛分娩的重要原因。中国医院现行的编制一般是一个手术台 1 ~ 1.5 位麻醉医师,产科没有麻醉医师编制。在很多西方国家,产科必须配制麻醉医师。

……

中国社会科学院专家李银河说,产妇分娩是否痛苦,反映了一个社会的文明程度。为产妇减轻痛苦,是对生命个体的尊重,也反映出一种生育文明。

只有 "无痛分娩中国行" 才是公益的吗?

这篇 8 年前的文章,为什么还在到处 "转播" 呢? 2008 年开始的 "无痛分娩中国行" 是个公益性活动,想不到 "公益" 这个词早在这篇

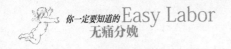

广为传播的文章中出现了，直接、间接地共出现了3次。曲元医生的"公益事业"，张远平院长的"奉献精神"，以及杨玉霞院长提到医生知名度和医院的品牌，说明中国至少有3个医院的有关医护人员在天天"公益"。

2008年，"无痛分娩中国行"杭州站，从第一天（2008年6月6日）只有一个产妇，迅速升温到几乎每个产妇都接受全程硬膜外分娩镇痛。在杭州站红红火火的一周，麻醉医生24小时驻扎在产房。6月13日这个"黑色星期五"下午3点紧急制闸，因为5点以后，"中国行"的全体队员要撤出产房，陆续返回美国。全体队员心情沉重，除了把四五十个没有开封的麻醉包留给中国的同行以外，其他的也爱莫能助。在"公益"了一星期以后没有能够再"公益"下去，因为杭州还不能收费！继续下去，医院承担不了"公益"这个重担。这给"无痛分娩中国行"的组织者上了一课。领队胡灵群医生在余下不到两天的时间里，为这件事找了医院院长谢幸教授，找了浙江省麻醉学会当时的主委——他的大学老师陈庆廉教授，找了太太在妇联的同学，寄希望能够暂时甚至永久性地解决收费问题，从政策入手，让无痛分娩不再公益下去。

6月15日，在上海浦东机场马上要起飞返美的美联航飞机上，胡医生还和当时的浙江省卫生厅副厅长、大学同学马伟杭通上了电话。因为刚刚要到了号码，飞机就关上了舱门，没有更多时间叙叙24年没有见过面的旧情，胡医生不由分说地、稀里哗啦地、急匆匆地把公益性无痛分娩的事说完，外加一句"浙江分娩镇痛搞不好，你是有责任的！"接着，又一句"飞机要起飞了"，就挂了电话。

马厅长一定记得这段经历，当时也一定是"丈二和尚摸不着头脑"。不出所料，2008年的浙江大学医学院附属妇产科医院无痛分娩工作，最终还是随着胡医生回芝加哥飞机的起飞而第二次"刹住了车"。他们的第一次"刹车"应该在 2002 年。"2001 年麻醉科、产科、助产士集体去加拿大多伦多大学学习观摩分娩镇痛回国后,此后开展了1年左右(分娩镇痛)。收费、人员、分配等方面有很多具体问题。"该院的产科主任王正平回忆道。看来"公益"问题不是一件容易解决的事。

2011 年"无痛分娩中国行"另外有一个江苏省的站,最终没有成行的原因,正是由于他们还是在"公益"性的为产妇们做无痛分娩——估计也就停留在北大医院 1963 年的那种,熟人性的义务劳动,一个国内当今很普遍的现象。2011 年"无痛分娩中国行"的南京站,江苏省南京市妇幼保健院是唯一一家在无痛分娩领域,在世界著名的《麻醉学》杂志发表过震撼世界业内人士文章 [13] 的国内医疗机构,中国产科麻醉当之无愧的"龙头老大",麻醉科主任沈晓风医生说:"我们江苏就是这个现状,他们不能收费,我们也是差不多,做一个赔一个。但我们医院领导看得比较远,是堤内损失堤外补。"看来也是"公益性"的。真感叹他们95%的分娩镇痛率,敬佩他们"公益"了 42 000 多名产妇。

"麻醉界的大人物,中国医师协会麻醉学分会会长,中华医学会麻醉分会产科麻醉学组组长,武汉协和医院姚尚龙院长那里,曾经做得很好,后来也是由于这个人员、收费政策问题,半途夭折了。类似这种情况的医院还很多,真正坚持做下来的医院是少之又少。此外,综合医院总体上做的不如妇产专科医院,可能是综合医院不愁患者,手术太多,忙不过来的缘故。"曲元主任说。

上海站国际和平妇幼保健院麻醉科余大松主任说:"有很多医院对分娩镇痛作出了贡献,有的很早开展了,有的最近才开展,有的持续开展,有的断断续续开展,有的 24 小时服务,有的零星镇痛,有的是专

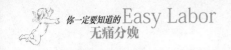

人产房镇痛。"8 年前的问题——在经济腾飞和"市场经济"的中国,钱的问题,最终成为开展分娩镇痛的一道大坎! 也不难理解 8 年后这篇文章还在继续"转播"——原来这个问题还没有解决!"应该让技术自己说话"是让无痛分娩搞起来,以供需失衡来刺激市场让系统运作起来。而在很多地方还在等行政文件的情况下,显然这就意味着我们常在嘴边说的"在向市场经济转型过程中是会有痛苦的"。

妇联不关心的女性问题, 医院院长会管吗?

7 年后,2011 年,来自波士顿麻省总院的产科医生哈罗德・马克尔维兹(Harold Michlewitz)了解到中国的一个现象:重症监护和分娩镇痛几乎在同一个时期起步,30 年后,前者(重症监护)几乎遍及每家医院,而后者(麻醉医生 24 小时不离开产房的分娩镇痛)几乎没有。8年前《人民日报》的那篇文章中谈到的中国麻醉医生人员问题,也许是所有国人无痛分娩发展不顺利的症结所在,而且是个关键因素。要知道建一个重症监护病房,不仅要配备麻醉医生、护理人员,还需要高端的器械装备、专门的病房空间,其花费投资远远高于麻醉医生进产房的全天候分娩镇痛。他的结论是:"产房里面的是产妇,一个女性群体。"这话有点新鲜,人说脑袋得开窍,该是指这种吧!

无独有偶,加利福尼亚大学旧金山分校医学院产科麻醉主任帕梅拉・弗勒德(Pamela Flood)医生,知道这个现象以后,得出的也是这么个结论。一男一女,两个美国医生,一个是产科的;一个是麻醉的,在不同地点,相互也不认识,结论却是一样的。如果没有理解错的话,那是指我们的医院院长, 也许包括世界各地的,都有一个轻视女性群体的倾向。也许,这真的是切中了要害。美国同行不知道,在中国的医院里,人事权和财务权一把抓的是院长,而不是他们想象中的科室主任。中国的特色是想尽快做的事都需要行政干预的红头文件,而这回又来了个"让技术自己说话"。他们一定会更加坚信自己的结论。文章最后一句"产妇分娩是否痛苦,反映了一个社会的文明程度。为产妇减轻痛苦,是对生命个体的尊重,也反映出一种生育文明"。出自一名中国社会科学院的专家而不是中国医学科学院的专家之口,算是情有可原。其实,父母官甚至医学专家们,并不清楚麻醉医生进产房和建立危重病房同样能减少产妇的死亡率和并发症的发生率,而不仅仅局限于我们祖祖辈辈熟视无睹的分娩镇痛。

2008 年,胡灵群医生曾经想通过妇联,从争取妇女权益的角度,和物价局等有关部门协调解决分娩镇痛的收费问题,可那位他太太的同学(区妇联主任)压根认为:"胡医生在国外'待'得太久了,这些哪是我们妇联管的事?"

可中国有句老话叫做"当事者迷,旁观者清",也许正是在国外旁观久了,才能清楚地看到问题的实质。

麻醉和无痛分娩

还是 7 年后,2011 年年底,美国产科麻醉和围产期协会委托辛迪·黄(Cynthia Wong)和另一位曾经为"无痛分娩中国行"作出过贡献的西北大学芬堡医学院妮可·希金斯(Nicole Higgins)两位医生起草《产科麻醉专业进修单位资格审核条例》,随着这一文件的诞生,麻醉领域继重症监护医学和疼痛医学外的另一个亚专业——产科麻醉正式成立。中国产科麻醉则还在继续地寻求如何普及分娩镇痛。

中华医学会麻醉分会主委不再是吴新民教授了,现任主委于布为教授在"丁香园"论坛里感叹"(中国的)产科麻醉是任重而道远",还曾经说"中国麻醉在技术上和理念上都没有问题,关键是行政上没有政策"。这或许正是产科麻醉艰辛发展的"根源"。的确,中国麻醉没有技术上的问题。1963年是半个世纪前的事,现代监护仪之类东西也就是增加了点自动化,减少了点医护人员的工作量,听诊器、血压计、胎心听筒都还不是文物和古董。关键是理念性的东西。理念还在不断地更新,理念和更新的理念又都从哪里来呢? 最新版的世界权威产科麻醉教科书《chestnut 产科麻醉学》有 1222 页 [14],而国内医学院校统编的《麻醉学》[15]里只有 2 页,《妇产科学》[16]里算是有了半页,讲到了分娩镇痛。其中还有不少重复的和对分娩镇痛的限定——不能影响产程,而不是"不能损害母婴",更只字不提椎管内分娩镇痛对提高自然分娩的安全性(详见《美国人的吃鱼和中国产妇的无痛分娩》一章)。看来我们的理念是需要更新了,也没有理由说,无痛分娩的现状不关麻醉医生的事。大家都行动起来了,才能"让技术说话",才有利于促进政策的制定,也就解决了于主委所说的"关键"问题。如果大家都消极地等待物价局的合理收费标准、人事科的产科麻醉人员名额、合理的奖金制度等等政策之后才开始无痛分娩,中国的产科麻醉很可能永远是世界麻醉界里的"第三世界",中国的产妇也将继续"不文明"的生产过程,产妇相关死亡率,新生儿死亡率的降低就只能卡在瓶颈上,停滞不前了。

目前各地大大小小的产科麻醉学习班,或许能够成为弥补理念缺乏的重要途径。据不完全统计,就 2011 年 8 月份,"无痛分娩中国行"前后,"中国行"成员参加的大大小小的产科麻醉会议就有 11 个之多(依次为):杭州,昆明,大连,深圳,杭州,宁波,南京,上海,温州,杭州,无锡。3 位中国行的领队,俄亥俄州立大学的夏云医生,哈佛大学的李韵平医生,德克萨斯州立大学的陶为科医生,除 8 月份的中国行外,2011 这一年就不止一次地被邀请回国讲课。据当时在台上讲课的夏云医生说:"2011 年在济南举行的全国麻醉年会的美国华人麻醉医师学会专场,产科麻醉板块时段,听课的人黑压压的一片,走道上也到处是来听课的,很多听众抱怨挤不进去。"

这些中美间的交流也不是刚刚才开始的。从陶为科医生保存的两张珍贵照片上看到,2004 年 6 月 3 日上午 9 时和 6 月 10 日下午 2 点 30 分,他分别两次两地,在珠海人民医院和武汉协和医院,介绍了美国的产科麻醉。夏云医生也回忆道:"2004 年 7 月 24 日,应北京协和医院产科边旭明主任、温州市麻醉学会连庆泉主任委员、武汉市麻醉学会王焱林主任委员等人的邀请,在上述 3 个单位和地区介绍产科麻醉。2005 年 9 月 4 日,代表了美国华人麻醉医学会,在广州中华医学会麻醉分会年会上讲'美国麻醉医师学会产科指南'。"夏云、陶为科、田穗荣、李韵平、周捷和胡灵群等医生,在全国麻醉学和麻醉医师年会等国家级会议,以及各地的产科和产科麻醉学习班上作产科麻醉的学术报告不会少于 100 个,他们的足迹遍及大江南北。

陶为科医生还是"丁香园"医学论坛麻醉学版块的一位版主,经常介绍和解答产科麻醉中的具体问题。他正组织国内和美国华人麻醉医生共同翻译那本 1 222 页的世界权威产科麻醉教科书;国内麻醉医生们,学习讨论和积极地吸取产科麻醉方面的新知识、新理念的热情是空前高涨的。《西北大学芬堡医学院普林蒂斯妇女医院产科麻醉实施细则》(到 2011 年 10 月 8 日星期六为止)已经被访问过 18 438 次,268 条问答[17]。(刚刚还有医生问,没有泵怎么办?手推针筒就行。美国刚刚开始的时候也是这么过来的。)我们已经具备所有一切的物质

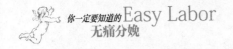
条件了。2006 年已经出版吴新民教授《分娩镇痛》[18]，2011 年有 2 本产科麻醉的教科书出版，加上那本正在翻译的权威教科书，还有"无痛分娩中国行"每年来中国，帮助建立产科麻醉的培训中心……中国的分娩镇痛正呈现出一片欣欣向荣的景象。不说现在的理念够不够，最终这应该不会是个问题的。

全国知名医院——河南医科大学第一附属医院麻醉科的张卫主任，2011 年 10 月到芝加哥开美国麻醉年会，安排了西北大学芬堡医学院普林蒂斯妇女医院产房的参观。早上 6 点 45 分，屋子里人头攒动，足足有 20 多人。他们正在按常规进行每天的早晨交接班，接着又讲课。题目是"产妇心血管疾病对产科麻醉的影响"。张卫主任感叹道："想不到产科麻醉需要那么多人。讲课的那位还很懂心血管麻醉。"是的，产科麻醉要的是安全。为了产妇更加安全，光有镇痛是不够的，那位讲课的是做心脏麻醉的，还有其他兼作区域麻醉的，或主攻气道的麻醉主治医生。产妇有各种内科问题或产科并发症，麻醉医生不懂行吗？张卫主任原本想通过"公益"来建立医院形象，间接提高效益，让手术室麻醉医生兼职开展分娩镇痛的"中国化"模式这一念头开始动摇了。

动摇的应该还有其他麻醉医生，四川乐山的一位麻醉医生，在 4 年前选择产科麻醉时，他的同事们都说产科的麻醉太单一了，对以后的发展不利，在圈子里也容易让人瞧不起。但他自己还是横下心选择了产科麻醉，他的太太说他这是固执。看来轻视产科麻醉的还有麻醉业内人士。

也许是因为效益；也许没有经验和模板；也许人们没有意识到分娩镇痛是现代医学中不可缺少的一部分；也许没有充分理解分娩镇痛和任何医疗措施一样有它的危险性；也许没有理解椎管内分娩镇痛是

优于所有其他分娩镇痛,是唯一被证实过的降低产妇并发症和死亡率的方法;也许麻醉医生还搞不清楚哪个是分娩镇痛的一选,二选,三选方案;也许分娩镇痛还不是像两页半纸的统编教材那么简单;也许现阶段中国产科麻醉还只能停留在当年进口流水线组装电视机的时期,不应该急于"国产化";也许麻醉医生还不知道他们自己才是推动硬膜外分娩镇痛的生力军而不是旁观者。这些或许也正是中国无痛分娩没有发展起来的原因中极其重要的部分。

至于有多少地方能实现 24 小时麻醉进驻产科(*不是由手术室兼职的那种 24 小时*),那只能拭目以待了。目前全国还是寥寥无几。南京站,温州站,上海站,还有石家庄市妇产医院可能是为数不多的几家。为了强调中国产科麻醉必须有 24 小时寸步不离的产科麻醉模式才能发展,"无痛分娩中国行"是 24 小时运作的。"中国行"队员谁都不想做夜班,但谁都这么做了,一切的一切是为了让中国的同行们知道,这是"必须的"!或许 24 小时麻醉进驻产科的普及率正是衡量中国产科麻醉发展的晴雨表。

产科医生怎么想?

也是 7 年后,2011 年 4 月 15 日上午,世界"产科麻醉和围生医学学会"在美国拉斯维加斯第 43 届(*也就是已经成立了 43 年*)年会上,特邀了美国哈佛大学毕业后留校,现任美国俄勒冈大学医学院妇产科主任、著名的围产医学医生阿龙·考伊(AaronCaughey),就产程究竟可以多长作了专门讨论。他说:"在加利福尼亚大学旧金山分校医学院附属医院里,只要母婴没有问题,胎儿还在下降,产程可以无限长[19]。以往 50%因'产程停滞'而需要手术的产妇因为这个新概念避免了剖宫产。也许不是巧合,美国医学科学院的一项由德克萨斯大学西南医学院、西北大学芬堡医学院和俄亥俄州立大学医学院等 14 所院校加盟的精心设计的大规模临床调查,在 2009 年发表了目前世界上最具权威的结论:第二产程的长短不应该单独由时间决定[20]。为什么以前的初产妇 2 小时,经产妇 1 小时的经典要变成历史呢?就是因为有了无痛分娩,以前疼痛对母婴的伤害,那 2 小时的经典时间以后,母亲已经筋疲力尽,顺利生下小孩的可能性几乎是零。现在得重新审视这个问题。西北大学芬堡医学院普林蒂斯妇女医院产科麻醉主任,世界麻醉研究会《麻醉与镇痛》杂志产科麻醉部主编,世界产科麻醉权威教科书的四个主编之一,辛迪·黄(CynthiaWong)医生断言:"没有分娩镇痛的日子一去不复返了!我们没有理由不用已经证实是安全有效的硬膜外分娩镇痛,权衡利弊的天平大大偏向'利'方。我们也的确看到分娩镇痛改变了产程的一些情况,有产程方面的,还有其他的,这些变化对传统的一些临床处理提出了挑战。产科,产科麻醉,护理部,产前教育和新生儿医学,都要跟着变。已经变了,还在变,变得越来越人性,越来越安全!"

变是医学的永恒,因为我们要发展。还记得本书姐妹篇里的那个美国妇产科学院吗?这是美国产科的最高权威机构,它慎重地告诫产科医生"我们已经有了证实是安全有效的分娩镇痛方法,眼睁睁地看着产妇经历证实是有害的产痛,是极其不人道的"[21],那是在《人民日报》发表那篇文章半年前即 2004 年 7 月的事(从这点来说,我们的舆论界和先进国家只差半年时间)。在此之前,2003 年 12 月,也是这个机构,就已经发表了《临床指南》,把有分娩镇痛产妇的第二产程定义延长了 1 小时。也就是初产妇从原来的 2 小时变成了 3 小时,经产妇从原来的 1 小时变成了 2 小时[22]。2006 年,还是这个权威机构,在看到了辛迪·黄医生在新英格兰医学杂志发表的文章以后几个月,废除了以前对产程早期椎管内分娩镇痛的限制[23]。

有了 2009 年的那份研究报告,再回过头来看看那份 2003 年有关产程的指南,其实已经有点保守了。一个新的关于产程的指南也许马上又要诞生了。辛迪 · 黄医生指出:"第一产程和第二产程是人为的东西,而且因为不是连续监测着宫口大小,什么时候进入第二产程谁也不知道。其实,至今没有一个真正的研究,也可能永远无法研究出分娩镇痛对产程有多少影响。"更有意思的是,那位在宁波站工作的帕梅拉 · 弗勒德医生是产程方面的权威。她在哥伦比亚研究的产程数学模型告诉我们,亚洲女性的产程本身就比其他人种长[24]。也就是说,前面说的还只是各人种的平均数,并不是针对我们中国人的。中国应该把产程定义定得更长些,但是,对于连产程延长 1 小时的内容还没有写入国内产科教科书的现状,这个要求显然是过高了。然而,这让在临床一线的医生们左右为难了。明明知道,更多的用产钳甚至剖宫产结束分娩会增加产妇损伤,增加死亡率,因为按老规矩办,不算医疗事故(有医院把第二产程长于 2 小时的,算为医疗事故),不会吃官司;向世界看齐,也不能保证不出现并发症。有个万一,法庭上白纸黑字的中国教科书是个利器。

和其他各行各业一样,医学领域也不例外地有一些"潜规则"。无论是大城市还是小城市,麻醉曾经属于医技科室,这样,曾经被称作"麻醉师"的麻醉医生本来就在各临床专业中矮了一截。在"丁香园"论坛里,麻醉板块热火朝天地讨论着、期盼着"无痛分娩中国行",对公告的阅览次数达 5 417 次,回贴 76 条[25]。相同的内容在妇产科板块的阅读次数却是个吉利数—— 68,回帖是大鸭蛋—— 0[26]!这就是个很好的例子。

大量产妇是在妇幼、妇婴、妇产科等专科医院生小孩,而专科医院比综合医院又矮了一截。难怪没有见过这类专科医院麻醉医生,哪怕

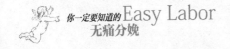

是在省一级的麻醉学会，做过主委的。大家崇尚什么都行的全能"专"家，这个语文修辞上有争议的"全能专家"，一定是比"专科专家"来得厉害！麻醉医生没有顾虑地进入产科医生的地盘，是不可能的。产房的"地主"能让这个矮了两截的"另类"进入这个阵地吗？沈晓风主任说："我们曾经矮了三截，在我刚做主任的时候，麻醉科是辅助科室，连个病例讨论的资格都没有。"麻醉进来了，自己还要承担更多责任与风险，还要付出更多的工作时间，还要改理念，还要正确认识和处理镇痛与分娩的相关问题，产科医生能不犹豫吗？大家可能已经见怪不怪了，很多无痛分娩开展得好的医院，麻醉科主任和产科主任，不是同学就是好朋友。也许就是这个道理！不管怎么说，麻醉医生是来帮助你减少疼痛和痛苦的，研究资料还表明，麻醉医生来了还可以增加你的安全性。产科医生的配合和跟进是"必须的"，因为医学已经发展了，产房里有没有麻醉医生的驻守，已经是现代产房的标志。

没有麻醉医生的产房不是现代化的产房，麻醉医生进入产房也给了我们产科同行很大的压力。其实，历史上，产科和产科麻醉一直都是相互促进的。1847年就说过"医学界一直反对使用分娩镇痛，这是徒劳的，我们的产妇一直在给我们压力，分娩镇痛是早晚的事[27]"的世界产科麻醉第一人，英国的詹姆斯·杨·辛普森（James Young Simpson）医生，原先是位产科医生；现在产房里普遍使用的阿氏评分是美国哥伦比亚大学麻醉医生弗吉尼亚·阿普加（Virginia Apgar）1953年创造的[28]；当今产科麻醉的权威教科书主编大卫·恰斯纳特（David Chestnut）[12]，原先也是一位产科医生；中国福建泉州一家妇幼保健院的产科主任和麻醉科主任是同一个人……一旦这种压力转化成了动力，我们的产科和产科麻醉都会有长足进步。

88

"我们知道我们应该做什么！"

8 年前那篇文章没有提及北京妇产医院麻醉科主任徐铭军医生所面临的一个问题——产房护理部的合作。施行硬膜外无痛分娩后，护士们的工作量成倍的增加：开通液体；帮助做硬膜外；更频繁地监测产妇的生命体征和胎儿情况；以前从产妇的喊声中可以估计产程的进展程度，用了分娩镇痛后，喊声没有了，要增加产妇查体来观察产程进展；还要时不时地询问疼痛指数和观察其他生命体征，和麻醉医生交换产妇的信息，汇报疼痛控制的情况；万一有个产程"延长"（许多研究证明是缩短的，2005 年著名的西北大学研究就是缩短产程的），还得和产科医生交换很多信息等等。这还不包括有些不是她们分内的事，比如，管理镇痛泵，调节剂量，拔除硬膜外导管等等。

记得 2010 年北京妇产医院产房护士长在回敬李韵平医生打完招呼后的那句"我们知道我们应该做什么！"听起来大有"我们不需要你们的指导"之意。难怪从徐主任的调研报告中看到，护士都说工作量增加了。"中国行"各站的助产士们都觉得忙不过来。问"中国行"团里的美国产科护士或美国产房里工作的产科护士，"谁是产房里最喜欢无痛分娩的医护人员？"她们会毫无例外地回答："是我们护士。"也许，我们中国的护士已经习惯了整天听到叫喊声、呻吟声，从来没有或者有些不习惯听到产妇们在无痛分娩后的感谢声，也不习惯太安静的产房。而美国的医院有噪声标准，产房必须是安安静静的。要知道，产房护士的积极性事关重大，大量的做了无痛分娩的产妇其实是由她们来接生的。她们的积极性问题不解决，在产前教育薄弱的情况下，助产士们通过和产妇的密切接触、交谈，弥补这一缺陷的可能性也就完全没有了。

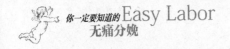
再有,随着剖宫产率的下降,进一步增加了助产士的工作量。"中国医患比例太低,"南京站"中国行"来自芝加哥的产科樊莉医生说,"在产房里,一个中国助产士管十几个待产妇,而美国产房护士,只允许同时看护两三个病人。由于僧多粥少,中国产妇享受的服务质量,显然和美国不可同日而语。一间待产房放 20 张病床,助产士们护理、接生全管。"南方医科大学副校长余艳红教授,已经意识到助产士短缺的问题,正着手建助产士学校。那篇反复转载的文章中没有提及这一点是个疏忽,相信医院领导绝对忽视不了这个问题,产房的护士长一定反反复复地向他们要过人。

生孩子哪有不疼的?

2010 年,第一本产妇产前分娩镇痛的科普书出现了——《你一定要知道的无痛分娩——来自哈佛的完全解答》,你现在读的这本书是那本书的补充。《哪里有无痛分娩?》那章写的是,产妇们"一慢二看三通过"的过程,完全能够理解。"这东西真的管用吗?""这东西安全不安全?"估计正是这种好奇与疑问的驱动,第一次"无痛分娩中国行"在石家庄市妇产医院给产妇讲座时,300 人的会场爆满,加座后也还是没能让产妇家属进场。事后发现,给产妇讲无痛分娩是对的,把家属"拒之门外"是不对的。"无痛分娩中国行"在北京站和温州站都遇到过,产妇要无痛分娩家属不同意的情况。因为国内很多地方采用"双签字"的病人知情同意书,没有家属同意,产妇是得不到镇痛的。河南洛阳的一位活跃在"丁香园"医学论坛的麻醉医生,讲述了这么一个故事:

"一次接产科通知要做分娩镇痛,到待产室后,看见产妇痛得厉害,准备签字,产妇家属拒绝分娩镇痛,没有理由。但是产妇痛得难受,要求分娩镇痛。我们没有办法,家属意见不统一,我们只能等。后来产妇生气了,对她丈夫说,费用我来出,没钱我去借,几乎到了快要下跪的程度,但是她丈夫还是不同意。看着产妇痛苦的表情,我们无能为力,只能撤了。后来家属的工作终于做通了,但是产妇已经恼了,说啥也不生了,要求剖宫产,最后这个产妇还是做了剖宫产。

"我们开展分娩镇痛以来,遇到一些产妇家属不同意分娩镇痛的,多是孩子的奶奶或是姥姥,她们的观念就是'生孩子哪有不疼的?'。"

看来这位产妇已经找到了无痛分娩"双签字"和剖宫产单签病人知情同意书之间的漏洞,她的小孩也从那个漏洞里"钻"了出来。也许她在和自己丈夫赌气:"你不愿出 600 元(当地的无痛分娩收 600 元),我叫你给我付 2 000 元!我的剖宫产还要花更多的时间恢复,你得伺候我!"但她万万没有想到,她是拿自己的性命做了"赌注"。她的这一选择,不说产后贫血,她的孩子没有妈妈的可能性也多了 10 倍,严重并发症多了 3 倍。不知她的丈夫看了《神秘的产房……》和《给世界意外……》以后,还会不会拒绝妻子的无痛分娩。毫无疑问,对产妇进行产前无痛分娩教育是"必须的",对她们的家属也一样,也是无痛分娩中的一个不可缺少的重要环节。

无痛分娩的希望

我们可以把中国的无痛分娩水平用装水的木桶来比喻。木桶中的水平面当作多学科、多人合作的综合水平或是无痛分娩的水平。组成木桶的每块板的长短作为个人或各个学科的水平可能不一样,但每块板要紧密连接(配合)才能维持桶中的水平。要想使桶中的水平提高,每块板必须先延长(提高)自己,这就是所谓"木桶效应"。有了世界级

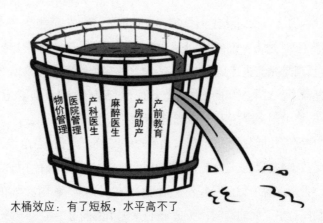

木桶效应：有了短板，水平高不了

的篮球明星姚明，没有让中国男篮得世界冠军，可能就是这个道理。"中国行"找遍了中国，仅深圳有用3小时定义产程的，可惜他们的麻醉是块短板。希望"无痛分娩中国行"的多学科齐头并进，所到之处短板问题得以改变提高。

就在这篇8年前的文章还在继续"转播"时，2011年8月11日，也就是在2011年"中国行"的前2天，《人民日报》发表了一篇题为《"剖"出来的世界第一》[29]的文章。标题上没有看出和无痛分娩有关，但里面列举了中国剖宫产高的第一大原因是"怕痛"。这篇文章的起因是2010年1月在一份医学权威杂志《柳叶刀》上，世界卫生组织报道了世界各国剖宫产率，中国以46.2%超越以前第一的巴西，而名列榜首[30]。的确如此吗？本书的《给世界意外……》中给了答案——的确如此。

虽然"七年之痒"是常见的、大家都不想发生的事情，但我们都希望在《人民日报》那篇文章发表后的8年，中国的无痛分娩会悄悄地、向好的方向发展。有理由憧憬：《人民日报》看到了"痛"是个问题，看到了"剖"是个问题，还把它们联系起来了；有些行政人员可能还不知道硬膜外分娩镇痛能提高母婴安全性；但医院统计数据还是让院长们耳目一新,无痛分娩能把剖宫产率降下来。广州已经在 2011 年的 6 月 1 日,率先把无痛分娩列入"医保";24 小时麻醉进产房也已经有"星星之火";助产士学校正在建设中;"无痛分娩中国行"还在继续着;今年《人民日报》的那篇文章是个系列,这只是第一篇……但愿它不会再像先前那篇,持续"转播"上 8 年,这个系列也再不要成为 8 年后人们讨论的问题。

"无痛分娩中国行"上海站——国际和平妇幼保健院 2011 年 9 月 7 日在医院网上写道 [31]:"一周的'中国行'活动结束了,美国医生的工作热情,敬业精神,认真、细致的工作作风,和蔼、谦逊的工作态度以及尊重科学、人性服务的理念给我们留下了深刻的印象。虽然国情不同,理念有异,但医护人员的天职是完全相同的,病人的需求高于一切。减轻产妇在分娩过程中的痛苦,降低产妇和胎儿在分娩过程中的风险,是我们产科工作者和麻醉工作者共同的天职,我们将共同努力,不懈努力,将我院镇痛分娩、平安分娩的目标越定越高,方向越来越远。"

虽然他们没有在网上写上"率先"、"领先"之类的话,可我们知道,我们的产妇知道,而且是从心底里知道,他们是中国硬膜外分娩镇痛的领头羊。不管单位领导有没有领到政绩,我们产妇是不会忘记他们的。2011 年的上海站、南京站和宁波站都是产妇们向往的医院。从孕妇学校听胡灵群医生讲"你一定要知道的无痛分娩"课的产妇那里了解到,她们是不惜办理无数道手续,用力"挤"到这些地方生小孩的。从河南省一家医院的麻醉医生的话"我们医院分娩镇痛才刚刚起步,不过医院很重视,因为我们当地几家医院都已经开展了,如果我们不开展,医院收入及病人数量会受影响,我们的分娩镇痛是在这种背景下才开展的"中可以知道,"群众的眼睛是雪亮",产妇们都知道自己应该往哪里去。看来已经有医院为此被迫做"赔本"的无痛分娩"生意"了。

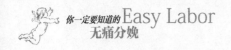
觉得"无痛分娩没有什么了不起的！不是什么复杂的麻醉技术！还不就是个硬膜外！"的人们，或只在红头文件下执行行政任务的人们，可能也知道，有了第一个，一定会有第二个、第三个……中国无痛分娩最终也会像其他先进国家一样，像世界产科麻醉第一人辛普森医生 150 年前预言的"分娩镇痛是早晚的事"那样开展起来。也就是说，先走的、后走的都会"走到一起来的"。先走的医院虽然刚开始做了"赔本生意"，事后却是轻轻松松，门庭若市；后走的有了政策，心里踏实了，自认为保证个个有钱赚，最终却会是步履维艰，医院门前冷冷清清。因为要把别人嘴巴里的东西抢回来不是一件容易的事。

我们中国的准妈妈们有希望了！

中国的下次盛事不知还要等多久，即使举办，恐怕仍是没有地方容纳那根小小的硬膜外麻醉导管。其实到那时已经不重要了。聚光灯下一根硬膜外麻醉导管，一件精心构思的艺术品，一段华丽的、关于无痛分娩的说明……也只是告诉人们，我们中国的产妇也能和世界先进国家一样，在生孩子的时候，安全更有保障了；在孩子出生的那一刻，只需要尽情享受初为人父母的欢天喜地；在孩子生日的那天，能有个真正意义上的生日聚会；"孩子生日就是妈妈的受难日"之类的言辞也从此销声匿迹；到那时，现在的一切都成了过去……

中国产科麻醉历程表

年　份	地　点	当事人	事　件	注　释
1951年3期	《中国医刊》	À.Ïíèêîëàåâ,贾同彪	关于无痛分娩问题的新知识[5]	第一份翻译的文章，第一次出现"无痛分娩"这个词
1952年11月	山东省	山东省医学会	无痛分娩法推行委员会，推广前苏联"精神预防性"无痛分娩法[6]	第一个成立无痛分娩推广委员会

（续表）

年　份	地　点	当事人	事　件	注　释
1955年2期	《中医杂志》	赵锡库	将"达生篇"介绍给妇产科同志[32]	第一次用分娩镇痛这个词
1960年第11期	《江苏中医药》	南京市妇幼保健院	气功无痛分娩四十例报告[33]	第一次气功无痛分娩报告
1963年	北京医学院（现北大医学院）附属第一医院	张光波	低浓度普鲁卡因硬膜外分娩镇痛	第一次麻醉分娩镇痛
1964年5月	南京第一届全国麻醉年会	张光波	连续硬膜外阻滞用于无痛分娩	第一次麻醉分娩镇痛报告
1982年2期	《国际麻醉学与复苏杂志》	赵冬生	分娩的止痛和麻醉[34]	第一次麻膜外分娩镇痛翻译文章
1982年9—10期	J Nurse Midwifery 1982 Sept-Oct: 27（5）:15-22.	Williamson D, Foster JC.	American childbirth educators in China: atranscultural exchange.[35]	第一次英文杂志报告中国的针灸分娩镇痛
1987年6月	Asia Oceania J Obstet Gynaecol: 1987: Jun;13（2）:141-5.	香港中文大学威尔亲王医院Lao TT, So AP, Cheung YT.	The effect of epidural analgesia on labour anddelivery in Chinese women: a preliminary experience.[35]	第一次英文杂志报告中国产妇的硬膜外分娩镇痛
1989年第2期	《中华麻醉学杂志》	何孔源，李树人	分娩镇痛法的临床应用与观察[7]	第一次中文杂志报告中国的硬膜外分娩镇痛
1994年6月	《中华妇产科杂志》29（6）:330-1,	郑州河南医科大学附属医院Wang B, Zhang X, Wei L. Third	氧化亚氮在分娩镇痛中的运用[36]	第一篇中文杂志报告全身药物分娩镇痛报告
1997年10月	俄亥俄州立大学医学院附属医院	北京协和医院麻醉科叶铁虎	观摩学习分娩镇痛	第一个去国外观摩分娩镇痛
1997年底	北京和睦家医院	北京和睦家分娩中心（和睦家医院的前身）	常规开展分娩镇痛	第一家国外分娩中心开展硬膜外分娩镇痛

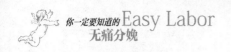
（续表）

年　份	地　点	当事人	事　件	注　释
1998年3月	南京医科大学附属南京市妇幼保健院	沈晓风	开始是日间硬膜外分娩镇痛，中间中断过3个月。2000年6月开始24小时分娩镇痛	第一家国内开展椎管内分娩镇痛单位
2000年4月	上海国际和平妇幼保健院	余大松	分娩镇痛咨询门诊，孕妇学校开设了分娩镇痛课程，麻醉医师每日提供24小时产房分娩镇痛服务	第一个有分娩镇痛门诊咨询、孕妇学校、硬膜外分娩镇痛配套经营的医院
2001年8月23日	北京大学附属第一医院	吴新民，曲元	规范化开展了分娩镇痛的医疗服务	第一个国内北方医院规模化的硬膜外分娩镇痛
2001年	浙江大学医学院妇产科院	麻醉、产科、助产师	去加拿大多伦多大学学习	第一个派团队去国外学习
2001年9月17日	《新闻晚报》	贺天宝	让病人告别疼痛"无痛医院"申城亮相[37]	第一次出现了"无痛医院"的概念，人民网当天转载
2001年10月20日	CCTV《健康之路》	曲元，产科医师金燕志教授	"无痛分娩"[8]	第一次在媒体科普无痛分娩
2001年11月1日	北京市	北京市卫生局	正式下达的北京市分娩镇痛收费标准开始实施	第一个地方可以分娩镇痛收费
2002年2月4日—3月4日	北京大学附属第一医院产房	安徽、天津、辽宁、浙江、山西、湖南省的6位麻醉医师，1位妇产科医师。	全国分娩镇痛学习班	第一次全国分娩镇痛学习班

（续表）

年 份	地 点	当事人	事 件	注 释
2002年2期	《临床麻醉杂志》	徐世琴，毛恩青，沈晓风，谢琦	"腰麻—硬膜外联合阻滞应用于分娩镇痛的临床观察"随后，每年有文章，分别发表在《中华麻醉杂志》、《临床麻醉杂志》、《中国妇幼》、《江苏医药》	第一篇分娩镇痛临床观察文章
2002年11月1日	南京医科大学附属南京市妇幼保健院	沈晓风	麻醉医生24小时不间断驻扎产房，不再由手术室麻醉医生兼管	第一个产房单独麻醉值班的医院
2003年第4期	《中华麻醉学杂志》2003，23：268-271	曲元，吴新民，赵国立等	规模化分娩镇痛的可行性[38]	第一篇分娩镇痛管理的文章
2004年6月3日	珠海人民医院	陶为科	美国产科麻醉	第一次美国华人麻醉医生回国讲学
2004年8月4日	北京协和医院妇产科	夏云	美国分娩镇痛	第一次面对产科医生讲课
2004年12月19日	新华网	任芳，李珍玉	享受无痛分娩产妇比例不到1%我国推广"无痛分娩"[2]	一篇发人深省的、至今（8年后）还在转载的文章
2005年9月4日	广州中华医学会麻醉学分会全国年会	夏云	美国产科麻醉指南	第一次美国华人麻醉医学会组团参加中国麻醉年会交流分娩镇痛
2006年度	南京医科大学附属南京市妇幼保健院	沈晓风	分娩镇痛普及率在自然分娩产妇中占到95%以上	第一个如此大规模的95%
2006年7月	Int J Obstet Anesth. 2006 Jul;15（3):201-5.	香港中文大学麻醉和重症监护科 Chan L, Lee BB, Ngan Kee WD.	A randomised double-blinded controlled trial of the effect of diluent volume on the efficacy of a single dose ofepidural ropivacaine for labour analgesia.[39]	第一份随机双盲对照的有关硬膜外分娩镇痛研究的文章

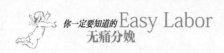
（续表）

年 份	地 点	当事人	事 件	注 释
2006年7月1日	人民军医出版社	吴新民,陈倩	《分娩镇痛》[18]	第一本专业分娩镇痛书
2006年11月10日	浙江大学医学院妇产科院	谢幸,鲁惠顺,贺晶,王正平,胡灵群,妮可·希金斯等	"无痛分娩中国行"取得初步意向	第一次"无痛分娩中国行"准备会
2006年12月11日	《医院管理年活动简报第82期》	卫生部	北京友谊医院确定了"人性化"大发展思路,提出创建全国首家"无痛医院"的宏伟目标[40]	第一次在国家的官方网上见到"无痛"两字
2007年3月1日	浙江大学医学院妇产科院	胡灵群	因人员问题,宣布首次"无痛分娩中国行"推迟到2008年启动	第一次"无痛分娩中国行"推迟
2007年7月	《中国实用妇科与产科》杂志,第23卷,第7期	夏云	子痫前期的研究进展[41]	第一位美国华人麻醉医生在国内发表有关产科的文章
2007年8月	《国际麻醉学与复苏》杂志,第28卷,第4期	夏云	目前产科麻醉中的热点讨论[42]	第一位美国华人麻醉医生在国内发表有关产科麻醉的文章
2008年6月8日—15日	浙江大学医学院妇产科院	"无痛分娩中国行"	"无痛分娩中国行"第一次在浙江大学医学院妇产科院成行	第一次"无痛分娩中国行"
2008年9月	Eur J Anaesthesiol. 2008 Sep; 25（9）:708-13.	浙江大学医学院妇产科院麻醉科Chen X, Qian X, Chen H, Dong M.	Serum levels of nitric oxide metabolites during labour with or without combined spinal-epidura lanalgesia.[43]	第一次大陆医生英文杂志报告中国的硬膜外分娩镇痛
2008年9月22日	中华麻醉在线	姚尚龙（执笔）,吴新民,赵晶,沈晓凤,鲁惠顺	《产科麻醉临床指南》[44]	第一版中国的硬膜外分娩镇痛指南

（续表）

年　份	地　点	当事人	事　件	注　释
2009年第10期	美国《麻醉学》Anesthesiology. 2009 Oct; 111（4）:871-80	南京市妇幼保健院麻醉科汪福洲,沈晓风等	Epiduralanalgesia in the latent phase of labor and the risk of cesareandelivery: a five-year randomized controlled trial[13]	第一篇中国引起世界反响的硬膜外分娩镇痛文章
2010年1月12日	《柳叶刀》Lancet 2010; 375: 490-9	Lumbiganon, P	Method of delivery and pregnancy outcomes in Asia: the WHO global survey on maternal and perinatal health 2007-08[30]	WHO世界各国的剖官产率，中国以46.2%名列第一
2010年8月28日	河北石家庄市妇产医院	胡灵群	"轻轻松松生孩子"	第一次面对产妇讲课
2010年9月	世界图书出版上海有限公司	胡灵群,连庆泉,崔泓	《你一定要知道的无痛分娩——来自哈佛的完全解答》[45]	第一本无痛分娩翻译科普书
2011年6月1日	广州市	广州市物价局	广州市将无痛分娩纳入医保管理范围	第一次将无痛分娩纳入医保管理范围
2011年8月11日	《人民日报》	李红梅,张文	"剖"出来的世界第一（聚焦·降低剖官产率①）[27]	剖官产第一大原因是怕痛
2012年	世界图书出版上海有限公司	胡灵群,赵培山,张瑾	《你一定要知道的无痛分娩——发生在你身边的故事》	第一本无痛分娩原创科普书

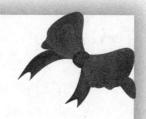

第五章

哪里有无痛分娩？

时间定格在 2008 年 6 月 8 日，星期日，"无痛分娩中国行"的第一天，地点在杭州浙江大学医学院附属妇产科医院产房。当时还是西北大学芬堡医学院麻醉科住院总医生的克里斯多弗·坎比克（Christopher Cambic）回忆道："我们到了产房，把各种安全措施安排停当以后，24 小时下来，10 名志愿医护人员，只说服了一位产妇尝试了美国式的全程分娩镇痛。除此之外，大部分的时间是干等！出人意料的是，那位产妇回到病房后，我们就开始忙得不可开交了。我们所准备的 4 个微泵已经不够用了。领队胡灵群医生马上和一家总部在美国的微泵公司的中国总代理联系，无偿使用他们的微泵，才使我们的工作得以继续。"

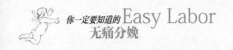
3 岁孩子的妈妈马艳女士："2008 年回杭州,时值胡灵群医生带领西北大学医生护士的 '无痛分娩中国行' 杭州站公益活动周,我到产房做了为期 1 周的志愿者,协助中国产妇、中国医生与美国医生的沟通交流。

"当我跟几个美国医生一同守候,无聊的度过一个上午后,我们甚至在怀疑,这一趟是否白来(做对)了? 中国孕妇们似乎还没有到 '使用' 无痛分娩的阶段,兴许上几堂讲座让她们 '了解' 就足够了。

"刚要吃午饭,第一位愿意做无痛分娩的产妇让我们雀跃。我忘记了我们是如何从清闲变成无比忙碌的,只记得陪同美国医生查房的时候,有不少孕妇问了我好多无痛分娩的问题,同时也问 '我能要求美国医生帮我做无痛分娩吗?' 殊不知,这一项技能中国医生也能胜任,只是大家不了解。美国医生带来的只是理念和管理。

"当时,产妇最关心的是,这种方法对小孩是否安全。其实,在美国怀孕之初,我对无痛分娩没有太多的认识,或者说有更多的是半信半疑和恐惧:打麻药会伤害宝宝吗? 这是最大的疑惑。幸好,由于 '芝加哥健走行动' 的关系,我结识了胡灵群医生,美国西北大学知名的麻醉科医生,我便首先向他了解和请教。他的专业性解释让我了解了无痛分娩的作用原理,让我基本打消了 '无痛分娩是否会伤害宝宝' 这个疑惑:这种麻药通过脊椎产生止痛的效果,不经过血液,所以不会影响胎儿。他太太的亲身体验也让我打消了不少对注射麻药的恐惧。

"在怀孕期间我上了不少产前辅导课。其中有一堂课,来给我们讲课的是一位美国医生。他回答了大家很多有关无痛分娩的问题,包括原理和作用,印象最深的是,他声情并茂地说 '当你用了无痛分娩,啊!' 他把手臂敞开,做了个很放松的动作,'这世界一下子变得这么容易!' 我不知道作为一个男医生,他怎么能形容得如此贴切,但这真的是我用上了无痛分娩后的感觉。而他那时生动的解释，或许也增加了许多我对无痛分娩的好感。

"等真的到了阵痛来临的时候，那才是决定是否需要无痛分娩的时候。对疼痛的敏感度不同，会使不同人对无痛分娩的需求程度不同。对于我，毋庸置疑，无痛分娩是我的绝对救星。我有一个同龄朋友，对疼痛的耐受性比我强，没有用无痛分娩，但生产后她对我说，'到最后那一刻，我真的很后悔没有用'硬膜外'，只是，宫口实在已经太大了'。

"最惊讶的是中国产妇们对无痛分娩知之甚少！虽然，在怀孕之初，我对无痛分娩也说不出一、二、三，但通过书本、医生等各方面的信息沟通，在我进入产房的那一刻，我已经完全了解，无痛分娩将是我可以选择的一条安全健康途径。从某种意义上说，了解无痛分娩比了解剖宫产更为重要。"

"无痛分娩中国行"对产妇的忧虑倒是事先想到的，只是没有想象到那么严重，也没有太多的应对策略。相信随着工作的开展，产前教育会随之跟上。反过来想想，应该是产前教育在前，无痛分娩在后，也就是产前教育搞好了，无痛分娩自然就被接受了。可实际上，我们是正相反。在筹备第二年的工作中，开始寻找产妇教育的网站、资料、书籍，中文的，英文的。最终锁定了哈佛大学医学院伯明翰妇女医院产科麻醉主任，产科麻醉和围生医学学会前会长，威廉·卡曼（William Camann）医生2006 年编著出版的《Easy Labor》[1]。最终，书名译为《你一定要知道的无痛分娩——来自哈佛的完全解答》[2]。当时，已经有了英文、日文和土耳其文，在翻译和出版过程中，罗马尼亚文出版了[3]。到了中文版的出版，该书居然达到了一年翻译出版一种文字版本的速度，一个前所未有的纪录！

中文版的发行经历了一些困难和坎坷，尽管"无痛分娩中国行"停了一年，这本书还是没有在 2010 年"无痛分娩中国行"前出现在产妇

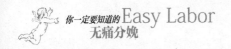

面前。出版经费是最大的障碍,对一个全部由志愿者组成的团队,要花七八千美元出版一本书不是件容易的事。联系了几个出版社,出版社婉言拒绝了胡灵群医生的请求,归纳起来有以下几个理由——翻译问题:出版翻译本需要原著版权,文字不通畅;国情问题:很多都是外国的东西,中国没有;压力问题:顾虑这本书的内容太前沿,对医院和医护人员产生压力等。

　　幸运的是,在 2010 年"中国行"时,书已经送印,它的内容也已经发挥了作用。由于中国大多数医院实行分娩镇痛的病人知情双签制(产妇和家属双方签字),当时温州和北京各有一位产妇签字、家属拒签的例子。在读了打印出来的第四章《无痛分娩》后,家属马上签了字。

　　随后,在河北省石家庄市妇产医院 4,300 多位产妇,2 小时的产前教育,为该院短期内大幅度提高分娩镇痛率,并且维持在 60% 左右的水平,起到了不可磨灭的作用。该院负责产科麻醉的张瑾主任,也是这个首次病人教育的策划人,感慨地说:"每做一位分娩镇痛时,我都会了解一下产妇是如何知道我们医院的无痛分娩的。这次讲课前,我们和产妇谈了很长时间,能明显感觉到来自产妇和家属的在接受分娩镇痛过程中的阻力。讲课当天,都仍有不少的提问,还有质疑我们医院经验的。但马上发现,我们的工作越来越容易,工作量猛增。半年后还能听到有产妇是听了胡医生的课后来我们医院的。产妇们的经历传得很快,现在我们的产妇很多是以前产妇介绍的。不可否认,我们产妇学校已经开始使用的《你一定要知道的无痛分娩》这本书,对我们的工作帮助很大。我们的口碑也越来越好,方圆几十里的产妇都冲着我们的分娩镇痛来的,现在我们的分娩量和医院的门诊量猛增这一点也不奇怪。我们有个麻醉医生比较小心,总是要和产妇谈很多可能的并发症,以往的产妇会望而却步。可现在的产妇,是'刀山敢上,火海敢闯',就是不能有产痛。产前教育,让我们的产妇非常清楚她们选择无痛分娩的利弊。也就 1 年的时间,我们的产妇,我们石家庄的产妇,已经开始习惯使用硬膜外分娩镇痛。"

2011 年"无痛分娩中国行"上海站的产科护士戴安娜说:"比较去年北京站的工作,今年(上海站)的产妇普遍素质好,我相信这和有了良好的产前教育很有关系。"负责该院的无痛分娩部分教学的麻醉科孟大夫补充道:"我们的产妇有很多关于无痛分娩的问题,我们的产前教育也有专门的一课是分娩镇痛。"

宁波站的美国西北大学住院医生罗南 · 哈里斯(Ronen Harris)说:"让人感叹的是宁波一位产妇的故事。2011 年'无痛分娩中国行'来宁波的消息从媒体一传出,她赶紧来到了宁波站所在的宁波市妇幼保健院,如愿以偿地做了分娩镇痛,在美国医疗队撤离前 3 小时,生出了一个健康活泼的宝宝,体验了全程无痛分娩。分娩后,她激动地和我们美国医疗队员合影留念。"

是啊!网上只要有讨论无痛分娩的地方,就一定有人问:"哪里有无痛分娩?""能有人晒晒无痛分娩的经历吗?"能谈上一点无痛分娩经历的人,往往被人问个不停。有这种经历的妈妈还真不多。能等到这么个机会,谁愿意放过呢?

催人泪下的一幕出现在 2011 年 8 月 18 日南京市妇幼保健院的产妇教育现场,在听完了胡医生的讲课后,一位孕妇得知了美国医疗队为了推广安全有效的分娩镇痛,志愿来中国为产妇服务后说:" 我要捐钱给你们,支持和感谢你们。"当场捐献了 500 元人民币。胡医生事后说:"这是第一次接受私人捐款,有点不知所措。当时,有记者催促,没有留给自己太多回旋的余地。只留下了一张名片和手中仅有的一本《你一定要知道的无痛分娩》。我真该和她留个影,或给签个名,哪怕是

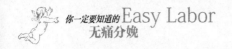

要个名字。中国产妇的分娩镇痛是要自己掏口袋付钱的,有的地方还不能收费,导致不能开展分娩镇痛。正好徽章的模板制作需要工本费,我们就用上了这 500 元钱。让我们记住她吧!"如果"无痛分娩中国行"还有什么犹豫的,就看看我们的准妈妈是何等的渴望无痛分娩。

在去参加 2011 年上海书展签书仪式[5]的路上,责任编辑透露了一个插曲:"当年我是在忍受不了产痛的情况下,不得已采取'硬膜外'分娩镇痛的。我在产前并不知道'硬膜外无痛分娩',是个被动受益者。我是全身心地、满腔热忱地把《你一定要知道的无痛分娩——来自哈佛的完全解答》编辑完的。真的不希望今后的产妇像我一样,事到临头对分娩镇痛还一无所知。我也真佩服主译的眼光和原作者的构思,这真是一本难得的好书。"

中国产妇和美国产妇一样渴望无痛分娩,需要了解分娩镇痛的基本知识。幸运的是中国已经有了这么一本好书《你一定要知道的无痛分娩——来自哈佛的完全解答》。而且,很多医院已经开始用这本书作为教材了,你现在看到的是这本书的姐妹篇,希望你能对无痛分娩有更深的了解,并把你知道的告诉你的亲朋好友,让更多的产妇享受到无痛分娩。

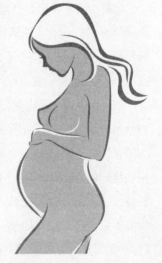

令人欣慰的是,浙江大学医学院附属妇产科医院作为"无痛分娩中国行"的第一站,在落实了收费制度后,2010 年 2 月 1 日起,已经重新启动了分娩镇痛服务,分娩镇痛率也不再是一天一个产妇的水平了。

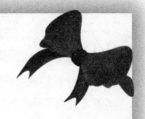

第六章

无痛分娩安全吗?

在筹备"无痛分娩中国行"的初期,经常听到"无痛医院"这个词。在和中国公司（包括那些国际公司的中国分公司）的代表谈赞助的时候,他们几乎异口同声地说,无痛分娩在中国已经很普遍了。2008 年在寻找中国的出版商出版发行《你一定要知道的无痛分娩——来自哈佛的完全解答》的时候,听到最多的是,"这些东西太多了,没人会感兴趣的"。即使出版那本书后,我们的责编还是问,"2006 年我生孩子就在上海国际和平妇幼保健院,他们已经有无痛分娩了,为什么'无痛分娩中国行'还要去国妇婴呢?"看完《中国馆里没有的中国史》一章,你可能会和我们的责编观点一样。而看完了第七章《美国人吃鱼和中国产妇的无痛分娩》,你可能会注意到,我们讲的是全程无痛分娩。对了,我们现在可以做"全程"无痛分娩。

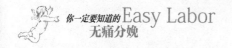

还有什么其他要紧的事呢? 在杭州站第一次"无痛分娩中国行"的时候,准妈妈们问得最多的——无痛分娩安全吗? 用中文检索"无痛分娩"的时候,你也会发现"无痛分娩安全吗"是大家最关心的问题,在中文谷歌上找到了10 600条,百度上则更多,有54 300条。仔细读读,你不难发现,准妈妈们很多是为我们的下一代着想,宁可牺牲自己的身体,忍受疼痛和痛苦,来确保下一代不受一点儿委屈和伤害! 你在听到无痛分娩后的第一反应也一定会和大家一样地问:"这个安全吗? 对小孩有影响吗?"

你要是坐过飞机,一定会记得每次飞机起飞前,航空公司毫无例外播放的短片中,告诉大家在飞机出现紧急情况的时候,应该先给自己戴好氧气面罩,再给小孩戴面罩。其实,这更多的是反映了美国文化——在保证母亲不受损害的情况下,尽量保护小孩的安全。无论是美国还是中国,这已经是医学伦理学上的共识,也就是,母亲和胎儿只能保一个的话,母亲有优先权。

我们中国的母亲潜意识里是不会这样做的——你可能会本能地,奋不顾身地先保护好你的小孩。这也是为什么在了解硬膜外镇痛时,你首先想到的是胎儿的安全。1976年唐山大地震,还有2008年汶川大地震中,这类例子比比皆是,我们颂扬母亲奋不顾身救护小孩的美德没有因为时间的变迁而改变。在分娩时有没有一个两全其美的办法呢? 既消除母亲的产痛,又增加母亲和孩子的安全性呢? 显然,答案肯定不会是剖宫产!

剖宫产要比正常产至少多出300毫升鲜血;手术后恢复自然要比正常产的时间长;剖宫产后的"坐月子"要坐几个月,甚至更长时间才能恢复。你每天病病快快的,能有力气照顾宝宝吗? 你整天跑医院,能按时给宝宝喂奶吗? 可不要说现在有奶粉,母乳喂养的好处不知比奶粉要强多少倍! 当然,这是另外一个话题了。手术引起的肠粘连,慢性腹痛是常见并发症;剖宫产后,母亲再次怀孕很容易有前置胎盘、胎盘植入等导致大出血的情况(在第二章《神秘的产房……》中就有两个例子);更为可怕的是剖宫产所带来的严重并发症是顺产的 3 倍,死亡率是顺产的 10 倍! 也就是说,剖宫产会比顺产多出 10 倍生下来就没有自己亲生妈妈的孩子。如果说,中国母亲为了保证自己的宝宝平安顺利地来到这个世上,宁肯牺牲自己去做剖宫产,这倒真是令人敬佩。可事实上,剖宫产除了对母亲有害,与硬膜外镇痛相比,剖宫产对孩子也不利。由于没有产道的挤压,新生儿呼吸系统的疾患增多,广州一家医院正在进行大规模的临床调查,以掌握这些不良反应的真实数据,后面《给世界意外……》一章还有更详细的资料。

剖宫产带来的这些问题是手术本身的问题,是找熟人也解决不了的。何况,美国很多医生都认为,熟人本身就是并发症的危险因素。因此,她们中很多人自己临产住院时,不会让人知道自己是医生。也就是说,让医护人员知道病人自己是某某某的熟人,或是医生,或是什么重要人物反而可能增加生小孩过程中的并发症。剖宫产如按商业规律来说"绝对是笔赔本的买卖",用咱老百姓的话说是"花钱找罪受"。

从本书的姐妹篇《你一定要知道的无痛分娩——来自哈佛的完全解答》讲述无痛分娩历史的第八章《你不是第一个要求无痛分娩的》[1]中可以看到,有史以来,安全性一直是医护人员和产妇们共同关心的问题。本书提到的硬膜外分娩镇痛,在姐妹篇的第四章中有详细的描述,它已经被证实的的确确能做到保证产妇的安全。这也是至今为止,唯一一个可增加分娩安全的无痛分娩方法!

"无痛分娩中国行"就是要把历史的教训,先行者的经验,产房的安全规范,无保留地传授给无痛分娩刚刚起步的中国医护人员,把无痛分娩的安全性落实到每一个产妇,避免历史上走过的弯路。较多的情况下不需要任何设备,至少不需要增加设备的,有许多不花钱的

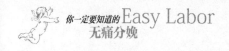

简单办法,一个枕头,一瓶盐水,一根导尿管,一个听诊器,一个血压计……当然,也有些比较复杂的设备。

在姐妹篇的第四章中,提到硬膜外镇痛的局限性和不良反应。产妇除了需要认识到这些,还要明白一些预防这些不良反应的相应措施,来配合医护人员的工作。这一切都是为了母婴的安全。

无痛分娩为什么要静脉补充盐水?

> "你需要建立静脉通道补充液体以维持血压的稳定。"(姐妹篇的原文)

硬膜外可以使你的血管扩张,造成血管内容量相对不足,所以,血压下降是常见的不良反应。最主要的方法是给你静脉补液,使血压恢复正常。有时你的血压下降太多,也可用升血压的药。这些都需要有一个有效的静脉通道。还有一些措施,像变换体位,如侧卧位可以改善你背部大动脉的血流量,帮助你的血压恢复正常。

恶心不是常见的不良反应,不超过 10%,可用药物减轻症状。静脉给药也需要建立静脉通道。

在世界范围内,生小孩大出血是历史上、也是当今的头号产科杀手。中国近年来鼓励产妇去医院生孩子,使得产妇死亡率大幅度降低,有的大城市的产妇死亡率已经和先进国家的水平持平。尽管这样,大出血依然还是我们的头号杀手。在医院生产的一大优势是能够快速地进行抢救,而有效的静脉通道是抢救的必需途径。而且你所恐惧的扎不进静脉的情况,会随着出血量的增加而变得更坏。所以,让你的护士在进产房后输上液,不失为明智之举。

无痛分娩为什么要有导尿管?

> "硬膜外镇痛产妇有排尿困难是正常的,这在停药后会逐渐消失。"(姐妹篇的原文)

由于硬膜外分娩镇痛的镇痛平面还不能精确地控制,你的排尿功能可能会暂时受到影响。在你不能自动排尿时,你可能需要留置导尿管(这项操作可在硬膜外镇痛后完成,这样你可以没有护士插导尿管时的不适感。导尿管一般会在生产前拔除)。

全自然无分娩镇痛的产妇,由于胎儿下降过程中,挤压尿道或其他不知道的原因,不能排尿也是常见的。充满尿液的膀胱也是产道梗阻的原因之一,一次性导尿也是解决产道梗阻的措施。这方面研究还在进一步进行,看看到底是什么原因,怎么解决这个问题。

此外,定时记尿量也是医院里通常采用的监测产妇脱水、失血程度的方法之一,是指导临床工作的一个重要参考指标。

发 热

> "一些接受硬膜外镇痛的产妇会发热,但这不是因为感染(发热的最常见原因)引起的。有人认为这是她们身体对硬膜外镇痛本身的反应,在产后通常很快消失。"

111

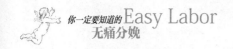

> "产程中和产后的发抖也是一个常见不良反应……虽然不知是什么原因，15%～20%的硬膜外镇痛发抖产妇会发热（发抖也经常发生在没有用任何药物的产妇身上）"（姐妹篇的原文）。

这个问题在中国产妇中会比较明显。不同的标准(38摄氏度还是38.5摄氏度)，不同的室温，不同季节，有没有空调，盖的被子的多少，都会影响到底有多少产妇会发热。中国人在产程中和产褥期不能见风，不能受凉，不能吃喝冷食，不能碰冷水的习俗，使得这件事可能更明显。

读了第三章《她们是怎么生小孩的？》和第九章《世界博客导读》后，你发现在国外的华人时常吃"禁果"闯"禁区"，也和外国人一样吃冰块，用冰敷，也没有留什么后遗症。你可能会说"那是在国外！"殊不知，我们现在也很国外了，空调单间，无痛分娩，无菌操作……现在生产的环境和条件与以前大相径庭，是否保留传统算是题外话，但怕透风捂被子增加发热概率和程度是容易理解的。

麻 木

> "许多现代的硬膜外镇痛是使用小剂量药物，不会完全阻碍你的活动能力，但由于双腿的知觉减退，你需要在余下的产程中待在房间里或床上。"（姐妹篇的原文）

其实,你可能有过类似的经历,一个姿势坐的时间过长,腿很麻木,走在地上有踩棉花的感觉,感到走路不稳。硬膜外镇痛后可能会有类似的感觉(当然,这是一过性的,停药后会很快恢复),一般来说,这种感觉要比前述那种轻得多,只是有点微热、发麻、腿重的感受。为了保证安全防止不必要的搬动,美国在无痛分娩开展以后,把待产和生产的两个区域合二为一。这也是硬膜外镇痛引申出来的安全措施。一度有人提倡"可行走的硬膜外无痛分娩",但结果发现,产程中的走动没有加快产程[2]。为安全起见,目前,待在床上,待产生产合一是大家通用的办法,国内也已经出现了这种产房。

硬膜外镇痛会造成腰痛吗?

"硬膜外导管去除之后,一些妇女的穿刺点局部可能会有疼痛,但只会持续一两天。许多人会描述成一种泛泛的腰痛,而有人说产后数月,甚至数年都会有持续性的腰痛。硬膜外镇痛通常被认为是这类腰背疾患的罪魁祸首,但是很多没有用硬膜外镇痛、全自然分娩的产妇,也经历了产后的这类腰痛,同样会在产后持续数月甚至数年。目前还没有发现硬膜外分娩镇痛和慢性腰痛之间有什么必然的联系。"(姐妹篇的原文)

那么有慢性腰痛的能不能做硬膜外无痛分娩呢? 这类产妇其实不少,是可以常规用硬膜外分娩镇痛的。(顺便告诉你一声,慢性腰痛的

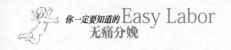

一个治疗方法是硬膜外打皮质激素,也是硬膜外的一种。)为了保险起见,在镇痛前不能做的动作和摆的体位,镇痛以后也同样不能做,以防镇痛药物停用后加重症状。

在姐妹篇《哈佛篇》中有一段辛迪 · 黄医生自述她怀第二个小孩时有腰痛,后来也毫不犹豫地选用了硬膜外无痛分娩。硬膜外并没有使她的腰痛加重。

产后头痛?

你可能已经为产后头痛准备好了一块头巾,因为你的朋友或家里老人让你这么做的,这是个传统。言下之意,产后头痛是很常见的。可能你也听说了,硬膜外镇痛的一个可能并发症是一过性的头痛。因为椎管内硬膜外腔不像胸腔和腹腔,它是一个包裹着脊髓的,非常小的、潜在的、圆柱桶形腔隙。内侧桶壁,也就是硬膜外腔隙的内壁(医学上称为硬膜)厚度不足 0.5 毫米,腔隙平均宽度约 4 毫米。在无法透视的情况下,把 1 毫米左右粗细的导管置入这个潜在腔隙,可想而知不是一件容易的事。这也是为什么麻醉医生要经过几年的严格训练才能胜任这种操作的原因。因为放置硬膜外管全凭医生的感觉(当针头进入硬膜外腔隙时,与针头相连的注射器会有一种失去压力的感觉——负压感),有时,人体内的组织(像脂肪)会产生类似的"负压感"而使导管放在硬膜外以外的地方,造成硬膜外镇痛无效。除此以外,还有可能进针太深,捅破了"桶壁"(硬膜),而出现另一种产后头痛。美国医生发生捅破硬膜的概率小于 1%,一旦"捅破"产后产生头痛的概率是 50%,也就是说,不是每个硬膜被捅破的产妇都会发生头痛。所以,因为分娩镇痛引起的这类头痛发生率是 0.5% 左右。

出现这类头痛后怎么办呢?

　　首先,出现产后头痛,要搞清楚是什么原因。硬膜捅破后头痛,虽然是个常见的原因,但产后头痛还有很多其他的原因,应该由医生根据你的病情进行检查、诊断,因为原因不同处理方式也不一样。有些是和捅破硬膜无关(或是说"巧合"发生)的头痛,有时可能是很紧急的情况需要手术,而绝大多数是些简单的问题。还有大多数产后头痛并不是这类原因引起的。

　　就捅破硬膜后头痛而言,一般只要平卧休息,就可以减轻头痛(注意,平卧不能预防头痛),多喝点水,喝点咖啡,静脉补充点盐水就能缓解。如果这些办法无效,有些人得吃点止痛片,极少数人需要一种叫"血补丁"的办法来解决,它的有效率极高,达到 90% 以上。还有一点很重要,这种头痛是自限性的,1 星期内多能自行缓解[3]。

神经系统并发症

　　你可能在网上看到,或听人说,硬膜外分娩镇痛是很危险的,轻则神经损伤,重则截瘫。这个问题在世界其他国家都曾经困扰过很多人。大量的统计表明,产后神经并发症的发生率在 1% 左右。绝大多数是产科本身问题引起的,是麻醉所致(1/10 000)的 100 倍[4]。

　　主要的原因有胎头或胎儿在产道下降过程中,压迫盆腔产道后面的外周神经,以及第二产程的下肢过屈或体位不当引起的,一般在 3 个月能自动恢复,如配合理疗等可加速恢复。

　　上面提到"硬膜外镇痛会造成腰痛吗?"也为这一问题的一部分。

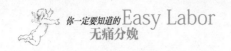

产程的长短问题

在第七章《美国人吃鱼和中国产妇的分娩镇痛》中有详细的说明。

胎心监护

> "你需要持续地监护母亲的生命体征（血压、脉搏、血氧、体温和产程进展（宫缩监测仪），胎儿监护（胎心监测仪）也很重要。"（姐妹篇的原文）

产程中的安全不仅仅是产妇的安全,胎儿或新生儿的安全也一样的重要。产程中,在监护产妇(心跳和血压)的同时,现在常用的还有胎心监护。硬膜外分娩镇痛在改变了我们产妇和医护人员的很多方面的同时,也对医院的硬件有了新的要求。产房改建是一个要求,胎儿的监测系统是另外一个要求。

硬膜外镇痛对新生儿可能出现的问题

最常用的新生儿总体健康水平评估方法是阿普加（Apgar)评分。在姐妹篇中已经有了说明,为方便起见,在此强调:"研究已经反复证实,产妇在分娩期使用硬膜外镇痛对所生孩子的阿普加评分是没有影响的。

"硬膜外镇痛药物中含有小剂量局麻药及少量高度稀释的吗啡类药物。硬膜外间隙注入这些药物后(不是直接进入你的血液),只有少

116

量药物会被吸收到你的血液循环中,这也就是为什么硬膜外镇痛进入胎儿体内的药物是极其微量的原因。生孩子过程中使用的口服、肌注、静脉等其他途径给的药物的一部分是要通过胎盘进入胎儿体内的,而硬膜外给药最大的不同是胎儿接触镇痛药物的量极其微小,这已经是研究证明和众所周知的了。如果硬膜外镇痛的药物反应使产妇的血压降低,可能引起胎儿血液循环量减少,造成胎儿心率减慢。这种情况可见于大约30%的硬膜外镇痛产妇,尤其是那些在使用硬膜外镇痛前就有宫缩腹痛的产妇。如果发生这种情况,医生会通过改变你的体位促进你的血液循环和静脉输液给你补充足够量的盐水,必要时还可用药物把你的血压升高到正常。极少数情况下,用了硬膜外镇痛出生的小孩会出现呼吸抑制,而用静脉镇痛或口服镇痛药分娩的,这个问题更多见。"(姐妹篇的原文)

与国外研究相一致,河北省石家庄市妇产医院由于开展了硬膜外分娩镇痛,静脉和口服药镇痛减少,新生儿的窒息率非但没有上升,反而出现了下降。

硬膜外镇痛与成功母乳喂养

"使用硬膜外分娩镇痛对母乳喂养的成功率是否有影响"的问题,最近引起人们的争议,现阶段的普遍认识是,无论生孩子用硬膜外镇痛还是用药物镇痛,导致母乳喂养困难的因素是各种各样的。对硬膜外镇痛产妇的乳汁检验发现,乳汁中局麻药和吗啡类药物的含量非常低,即便是长时间的硬膜外镇痛,结果也是如此。

麻醉进入产房,给产妇和新生儿带来了更安全的环境。很多举措并不是因为无痛分娩需要的,而是产科麻醉对于产妇在产房的安全性

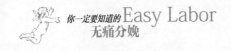

"管闲事"。产前的饮食饮水控制、产妇侧卧位、预防性硬膜外置管、开通静脉通道等都是一些例子。

要了无痛分娩就不能吃东西了?

姐妹篇的第 88 页专门提及了禁食禁水的内容。为什么呢? "不吃不喝,我们还会有什么力气把孩子生下来吗? "

你可能熟悉和接受过手术前禁食禁饮。其实,生小孩的道理是一样的,有一部分产妇不能自己生,需要剖宫产;产程中,胎儿或产妇本身出现问题需要紧急剖宫产的,这不就是个手术吗? 而且是个大手术! 没有采用椎管内分娩镇痛的产妇,急诊手术就得用全麻气管插管,增加误吸。在美国 20 世纪 80 年代的产妇死亡原因的调查中发现,麻醉引起的死亡排在第六位,其中的一半是误吸所致。美国的产科麻醉在那时开始全面进入产房,开始了禁食禁水,20 年以后,麻醉致死的病例数逐渐退出前十名以外。美国密歇根州,把全州 16 年中所有因生小孩而死亡的病历研究了以后,没有再发现因误吸死亡的。也就是说,产前"禁食禁水",对产妇是有用的安全举措。没有采用硬膜外镇痛的产妇更需要,因为她们在待产过程中,一旦出现紧急情况,需要紧急剖宫产的时候,需要全身麻醉,误吸的可能性更大。

"为什么有了硬膜外无痛分娩,这个问题就会少些呢? "在剖宫产时,为了减少气道肺的并发症,目前大量采用椎管内麻醉,可以是腰麻,硬膜外麻醉,或是两者的结合。姐妹篇的第七章《剖宫产分娩》中,详细地介绍了很多具体的内容。这些方法的操作步骤和椎管内镇痛(无痛分娩)是一样的,在第四章《无痛分娩》中有详细描述。它们的原理也是类似的,主要的不同是药物的选择和它们的浓度。低浓度的局部麻醉药物是用来镇痛的,而剖宫产时用的是高浓度。也就是说,有了镇痛用的硬膜外导管,如果在试产过程中出现紧急情况,只要换用高浓度的局麻药,注入硬膜外后,就能手术,不需要采用对母婴都不好的全身麻醉进行剖宫产了。

"全麻误吸"是20世纪80年代导致产妇死亡的主要原因,另一个原因是孕妇体内液体潴留(你可能能感觉到腿肿、脸肿),有时口腔气道变小造成全麻气管插管困难,产妇窒息缺氧而死。由于椎管内无痛分娩是在那时进入产房的,有一种解释是,不用全麻,而用硬膜外管给药进行剖宫产,可以避免全麻带来的气管插管困难和误吸,从而为减少产妇死亡率起到不可磨灭的作用。但不管怎么说,禁食禁水和采用椎管内无痛分娩为产妇带来了安全。

"无痛分娩中国行"的队员最好奇和不理解的是产妇在产程中的大吃大喝。南京站的克劳迪亚 · 莫雷诺(Claudia Moreno)医生说:"产房知道要禁食,还让人送热面汤。"宁波站的珍妮弗 · 詹金斯(Jennifer Jenkins)护士和马拉 · 格罗斯曼(Mara Grossman)医生非常纳闷地看着一位产妇进入第二产程时,助产士敏捷迅速地从患者包里取出一块东西,一路小跑把包装纸撕了一地。"这莫非是语言不通,出现了什么紧急情况? 没有时间和我们交流? 可没有什么我们看得到的紧急情况啊?"她们揣摩着,猛然一惊,这不是巧克力吗? 事后她们才搞明白,这是我们中国产妇的"催生素"。为什么她们那么不理解中国人的做法呢? 因为她们知道,误吸到气管后,阻塞气道会"断气",不断气的,也会得个肺炎[5]。

"禁食这个'西方'的东西能在中国实行吗?""我们怎么能补充能量呢?"其实,当你知道这是个生死攸关的问题,能不能吃喝可能不再重要了,只是怎么来对付你的口渴和肚子饿。打上吊针会补充你人

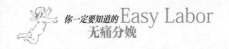

体的基本需要。的确,大部分产妇是不会剖宫产的,能不能找到那些要剖宫产的呢?现在医学正在向那个方向努力。在这天到来前,你还是最好不要吃东西,当然包括不要吃巧克力。你如果是完全正常的,应该可以饮用透明的不带颗粒的饮料,比如桂圆汤之类,但不能是牛奶,哪怕是加奶的咖啡,或是其他液体。那些高危的产妇,剖宫产的可能性比较高,应该严格掌握禁食禁水的双禁。虽然,禁食禁水和无痛分娩是不直接相关的,但这关系到你的生命安全。美国产妇明白了,美国华人产妇也做到了,中国的产妇也应该能明白这里的道理,也会做得到的。这不,这还省钱了。

在宁波站工作的佛罗里达大学郑刚医生对这一问题的看法是,无痛分娩为你减少了消耗,本来就没有必要考虑进补的问题。看了第三章《她们是怎么生孩子的?》后,你也许已经认可了这种说法。

为什么你在硬膜外无痛分娩后要侧卧位?

你可能从产科医生或孕妇学校听说过,20周以后,应尽量侧卧。主要是因为随着胎儿的生长,子宫日益增大变重,很容易压迫在它后面的血管,造成你的血压减低,供应胎儿的血减少,对胎儿不利。很容易理解,越接近产期,问题越严重[6]。在有了无痛分娩后,倾向于低血压,这个问题更要注意。上面提到姐妹篇中在处理产妇低血压的时候,"也可通过用药或改变体位使血压很快恢复正常,如侧卧位可以改善你背部大动脉的血流量"。其实,身后加一个枕头就能解决问题,每个人都做得到,每个人都应该做。为了你的孩子,全自然顺产的,无痛分娩的,在家也好,在医院也好,在手术室剖宫产的也不例外。

由于水往低处流的道理,为了能够左右两侧均匀镇痛,你采用椎管内无痛分娩时,应该每半小时到一小时翻一次身。这个安全举措的"花费"是一个枕头!

预防性硬膜外

美国麻醉界在安全医疗上享有很高的威望。2005 年 6 月 21 日,在美国麻醉医师学会成立 100 周年之际,《华尔街日报》[7]专门报道了一个无可争议的事实,美国麻醉医生的医疗事故保险,是唯一一个保险费非但不涨,反而逐年下降的险种。细究其原因后发现,美国麻醉界做的一件最与众不同的事,是全面贯彻执行中国人早就知道的"预防为主"的方针。落到实处后,效果果然很好。预防性硬膜外是为避免待产过程中需要剖宫产全身麻醉的一项安全举措。剖宫产在试产(以前有瘢痕的子宫),待产(顺产的第一产程),生产(第二产程)过程(有关产程的知识在姐妹篇中有详细的说明)中随时可以发生的,可能出现的原因可以是难产或其他紧急情况,比如,脐带脱垂(脐带先于胎儿进入产道)。美国医生发现,全身麻醉下做剖宫产的产妇的死亡可能性大。有了这根预先放置的"保命管",你的安全性也就有更多的保障。从中不难理解,为什么硬膜外镇痛管能增加母婴的安全性了。

"预防性硬膜外置管"其实就是提前进行硬膜外置管,在你还没觉得产痛时放置硬膜外导管。也就是说,这种置管不仅仅是为了镇痛。你要是有了这根导管(可能是常规的或预防性的),在关键的第二产程(在你换到生产房间以后)和第三产程(胎盘产出),它不但可以用于顺产镇痛,上产钳时的镇痛,产道修补时的镇痛,也可以在需

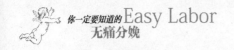

要剖宫产时,用于手术镇痛。硬膜外无痛分娩为什么是至今为止唯一增加母婴安全性的分娩镇痛方法,一个原因就是这根硬膜外导管的双重作用。

麻 药

从林则徐"虎门销烟"、1840年的第一次鸦片战争到武侠影视剧里的"麻药"和"迷魂汤"……人们谈"麻"色变,害怕成瘾,害怕新生儿得后遗症。其实,现在的麻醉药物可分三大类,镇静神志的,止痛镇痛的和肌肉松弛的。止痛镇痛的包括吗啡类药,也叫阿片类,是一类你可能担心成瘾的药物;其他镇痛药还有阿司匹林类的,比如,布洛芬,对乙酰氨基酚;还有一类主要在分娩中用的镇痛药物——局麻药,其中有利多卡因,布比卡因,罗哌卡因,左旋布比卡因,氯普鲁卡因,它们不是吗啡类药物,但它们常和吗啡类中的短效药物,像芬太尼或苏芬太尼,一起用于硬膜外分娩镇痛。合用这两类药物的目的是取长补短,增加镇痛效果,减少各自的不良反应。很多研究的目的是寻找现有药物的适当浓度和是否有更好的药物,以及母婴的不良反应等。但没有发现因为无痛分娩而出现成瘾性的案例,也就是说,无痛分娩使用的麻醉药,不是你害怕的那些。

瘙痒是硬膜外镇痛的不良反应,可发生在少于10%的产妇。随着药效消失,这种症状也随之消失,而且它也可以用其他药物来控制。(姐妹篇的原文)瘙痒,还有嗜睡是吗啡类药物的不良反应,肌肉乏力是局麻药的不良反应。两种药物的合用,可以减少单种药的药量,从而减弱这些不良反应。总之,它们的合用增加了镇痛效果和母婴安全性。

分娩镇痛到底是增加还是减少了产妇胎儿的危险性?

我们产妇关注的是无痛分娩的安全性。前面其实已经回答了这个问题,这里所要强调的是,如果没有系统学习和一定的实际工作经验,椎管内分娩镇痛可以是有害的,尤其是没有专人管理的"熟人"分娩镇痛。如果我们的产科麻醉医生和产科医生没有基本的无痛分娩知识和经验,不作常规密集的监护,没有发现低血压,没有发现子宫痉挛收缩,不知道子宫收缩变缓的机理,用高浓度的局麻药,机械使用第二产程 2 小时的惯例等都会增加产妇的剖宫产率,自然就可能增加产科并发症和死亡率。

美国无痛分娩的历史表明,专业产科麻醉 24 小时进驻产房,对产妇的安全性起到了不可磨灭的贡献。与产科麻醉有关的产妇死亡率逐年降低;在 20 世纪末,产科大出血不再是美国产妇的"头号杀手"[8]。

令人宽慰的是,国内沿海地区的一些医院已经意识到这一点,并开展了产科麻醉 24 小时制。根据中国两家医院 35 000 名产妇的数据已经发现,椎管内分娩镇痛可以减少剖宫产、侧切、产钳等非正常分娩途径,产后大出血率和产后用血量,新生儿的窒息率以及新生儿死亡率。据估算,在全国分娩镇痛率到达 50% 后,每一小时会减少一个新生儿死亡,每一天可以直接和间接地让两个孩子不失去妈妈! 50% 不是一个达不到的数据,美国现在的平均椎管内分娩镇痛率是 85%,"无痛分娩中国行"所到医院的平均椎管内分娩镇痛率超过 50%。相信中国产科低死亡率的一天会随之到来。

归根结底一句话,椎管内分娩镇痛的分娩是比全自然分娩还要安全、对母婴大有好处的。如果要有一个分娩安全性排行榜的话,根据现在所知的,应该是(由高到低,具体需要根据临床情况确定,但也有可选择的):

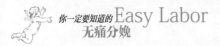
1. 阴道产 + 椎管内分娩镇痛

2. 全自然阴道产(可能和第三位不相上下)

3. 阴道产 + 全身药物镇痛(阿片药物,或氧化亚氮)

4. 择期引产(阴道产)

5. 阴道产 + 器械助产(产钳或负压牵引)

6. 阴道产 + 侧切

7. 阴道产 + 侧切 + 器械助产

8. 择期剖宫产

9. 紧急剖宫产

10. 耻骨截骨术(绞断耻骨拓宽产道)

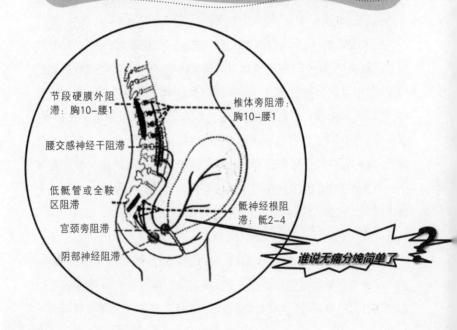

节段硬膜外阻滞:胸10–腰1

腰交感神经干阻滞

低骶管或全鞍区阻滞

宫颈旁阻滞

阴部神经阻滞

椎体旁阻滞:胸10–腰1

骶神经根阻滞:骶2–4

谁说无痛分娩简单了

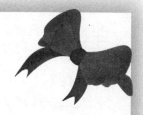

第七章

美国人吃鱼和中国产妇的
无痛分娩

美国人吃鱼都是掐头去尾,再去掉骨头,所以餐桌上只能
见到中段的鱼肉。这样吃起来很方便,但却少了很多滋味。
中国人喜欢吃鱼头,江浙沪一带有著名的"鱼头豆腐",广东
还有专门吃鱼头的饭馆。鱼尾和鱼翅也为一些人所热爱和追
捧,喜欢啃鱼骨头的也大有人在。中国人会感到很奇怪,美国
人把那么好吃的东西就这么丢了?

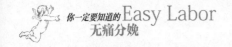
美国的产科医生和产科麻醉医生,在看了中国的椎管内分娩镇痛的适应证和禁忌证后,也有同样的感受。产程早期不能做,太晚不能做,第二产程停用,甚至拔管。子痫前期、糖尿病、肝肾功能不全、心脏病产妇、截瘫、边缘性前置胎盘、瘢痕子宫试产、多胞胎、胎心不好等各种高危产妇都是禁忌。这不就和美国人的吃鱼类似了吗?前一段不做,后一程不用,困难的又不宜。

为什么要用中国人吃鱼的方法做无痛分娩?

事实上,我们完全可以安全地采用全产程分娩镇痛,只是不同的产妇在配方上有些区别。无论是单纯硬膜外还是腰硬联合镇痛,用于全程镇痛都没有问题。已经有足够的证据表明,人们害怕的产程早期(宫口小于 3 厘米)的分娩镇痛可能导致过高的剖宫产率并没有发生,它是否延长产程至今也没有明确的结论[1]。而且,研究已经证明第二产程(宫口开大 10 厘米之后)停用分娩镇痛是有害的,停用硬膜外镇痛不但没有减少产钳、吸引器助产或剖宫产的风险,反而增加了母亲的疼痛和不舒服的感受[2]。第二产程是产程中最危险的一段,难产和胎儿窘迫随时可能发生,而那根镇痛的硬膜外导管,能迅速给药达到手术麻醉的效果。麻醉医生都知道,硬膜外导管一段时间不用就不再继续工作,也无法在短时间知道它是否还工作,原本用来为分娩保驾护航的硬膜外导管最多成为一个无痛分娩的"装饰品"。所以,一旦打了硬膜外后就不应该停药。

再说产程。产程的定义是人为的,最终大家在乎的是母婴安全和产妇满意。现在的医学研究也已经得出结论,在所有分娩镇痛的产妇中,只要母婴正常,产程没有停滞,就不应该以产程的时间作为剖宫产的临床指征。可怜我们的产妇,在没有分娩镇痛的年代,宫口全开后平均试产 2 小时就筋疲力尽了,难以坚持自己把孩子生出。所以,过去规定的初产妇第二产程为 2 小时是有历史原因的。

椎管内镇痛麻醉半个多世纪前就已经在临床上使用了,它被中国的麻醉医生称为"有中国特色的麻醉方法",因为国内的椎管内麻醉做得比国外多得多,穿刺技术也熟练得多。所以很多医生觉得分娩镇痛没有什么了不起的,不就是个椎管内(*腰麻和硬膜外*)麻醉嘛!一和国内的同行说起无痛分娩,经常会听到"现在中国无痛分娩已经很普遍了,到处都是,没有必要再推广了",或者"中国无痛分娩主要是没有行政干预,其他都不是问题"!放置硬膜外管本身的技术对我们中国的麻醉医生来说确实不是问题,他们甚至会比美国同仁操作起来更加熟练。然而,硬膜外分娩镇痛的关键在于如何"管理"这根细管子,也就是如何给药、观察镇痛效果、及时调整剂量;如何及时发现和处理镇痛可能带来的不良反应和并发症;如何与产科医生、护士及时沟通以处理胎儿出现的紧急情况等等。由于我们以前的"无痛分娩"只是给零星的"走后门"产妇做,我们的产科麻醉医生和产科医生没有这方面的正规训练,缺乏一些基本的知识和经验。他们不常规密切监护,没有发现低血压,没有发现子宫痉挛,不知道子宫收缩变缓的机制,用高浓度的局麻药,仍然使用第二产程 2 小时的定义来决定给产妇做剖宫产……这些自然就可能增加产科并发症和死亡率(分别是 3 倍[3] 和 10 倍[4])。而我们做全程无痛分娩的目的就是要增加产妇分娩的安全性。

怎样用中国人吃鱼的方法去做无痛分娩?

也许我们中国的麻醉医生"不吃鱼头鱼尾和不吃鱼骨头"也是有原因的,不在产房里坐镇,紧急剖宫产怎么办? 在国内,做到像美国那样,在紧急情况下将胎儿在 4 分钟内剖出的可能性几乎是零。所以,要

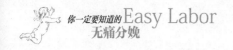
想吃"全鱼",要想尽可能地得到硬膜外分娩镇痛的好处,我们的麻醉医生必须要"入驻"产房。看看美国近 30 年的产科相关死亡元凶 " 排行榜 " 的变迁就明白了。由于麻醉科在产房广泛开展无痛分娩,同时又能及时参与抢救产科大出血的病人,使麻醉相关的产妇死亡率从 20 世纪七八十年代的第六位[5]降至 90 年代以后的第七[6],到目前已经被挤出前十名[7]。美国产科麻醉界从 1979 年到 2002 年的 24 年中,把麻醉相关的死亡率降低了 59%,到达了每百万 1.2 的记录[8]。

产科大出血是有史以来世界各国产科的"头号杀手",在 20 世纪末的美国,第一次沦落到了"老三"[9]。

作为这段历史的见证人,"无痛分娩中国行"随行的退休产科医生詹姆斯·葛(James Ger)深有感触地说:"1973 年刚做产科医生的时候,美国和中国的现状一样,麻醉医生只在产科医生觉得病人不行的时候,在手术室里帮助我们。很多情况下,他们只是帮我们麻醉、抢救。现在回想起来,那时很危险,常常是等得时间太长,病情恶化,麻醉的介入不及时。自从有了分娩镇痛,他们驻守产房,很多临床问题在还没有造成后果之前,就已经有了计划和方案,化险为夷是常事。现在我们产科医生只需要更集中关注产科的问题,我们的麻醉同仁把心血管、血液、神经、肝肾的问题都管上了。什么时候需要,什么时候出现,甚至提前出现,给我们提出合理建议。'时间就是生命'得到了充分的体现。"

来自西北大学芬堡医学院年轻的产科医生苏珊·金史密斯(Susan Goldsmith)在回答去不去一家没有产科麻醉的产房工作时,毫不犹豫地回答:"绝对不会去。产科麻醉把我们的产妇管得好好的,一年到头每天 24 小时,把我们产妇围生期的非产科问题都管了,给我们减少了很多压力。不仅把产科的并发症和死亡率降下来了,而且还分担了我们很多工作。比如,产科引起的神经麻痹或损伤是产科麻醉的 100 倍,我们医院的产科麻醉医生把所有的诊断会诊全都包了。此外,高危妊娠产妇,剖宫产后再次试产产妇的安全性得到了保障。大出血的抢救更不用说,紧急剖宫产要在 4 分钟完成没有悬念……他们为我们不知道解决了多少临床问题,减少了多少医疗纠纷。"

从北京站和南京站领队李韵平医生在《中国行队员的中国故事》中的那个让她挥之不去的"来自一位产妇撕裂心肺的呼唤"的故事告诉你,24 小时产科麻醉医生进驻产房是"必须的"。

由此看来,当前中国急需要壮大产科麻醉和懂得分娩镇痛的产科医生的专业队伍,急需将 24 小时产科麻醉医生进驻产房变成现实,以提高无痛分娩的安全性。令人宽慰的是,国内沿海一些医院已经意识到这一点,并开展了产科麻醉 24 小时制。相信中国产科低死亡率的一天会随之到来。

分娩镇痛延长产程吗?

首先,产程的定义是人为的,精确知道产程的长短在临床上是办不到的。因为目前的技术不是连续监测宫口的大小,无论是第一产程开始还是进入第二产程的即刻,是无法知道的。正由于这点,迄今为止,没有一个以产程长短为临床观察指标的研究。从一些间接的研究结果推论,第一产程在椎管内分娩镇痛情况下,变化不大,而第二产程可能延长 15 ~ 20 分钟,也有研究表明是缩短的。如果第二产程真延长了,又会造成什么问题呢? 现在医学的研究已经发现,在采用母婴安全为准绳,产程没有停滞的情况下,时间不应该成为剖宫产的指征。这不是圆了我们产妇的心愿了吗? 以母婴安全为前提,医学终于和老百姓有"共同语言"了。而没有分娩镇痛的产妇在挣扎了两小时后,婴儿安全不能保障,母亲也会痛苦不堪。现任上海市环境与儿童健康重点实验室主任、前美国医学科学院资深流行病学家张俊教授在美国期间,专门为这

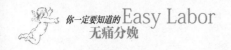
个历史上的第二产程 2 小时进行了临床验证；他还发现,当初的结论是基于 51% 的产钳率,肛门指检(不是更精确的阴道指检)定义的。也就是说,我们医学界广泛使用的产程图是不科学的。由于这一系列原因,2003 年,美国妇产科学院把没有无痛分娩的初产妇的第二产程仍旧限制在 2 小时的同时,把使用椎管内分娩镇痛产妇的第二产程延至 3 小时；经产妇则各缩短 1 小时,即没有椎管内分娩镇痛的第二产程最长不超过 1 小时,有椎管内分娩镇痛的产妇第二产程不超过 2 小时。你还可以从第四章《中国馆没有的中国史》中,读到更多这一方面的东西。

高危产妇能无痛分娩吗? 剖宫产好还是顺产加无痛分娩好?

所谓的"高危"产妇是指有心脏病、高血压、肝肾功能衰竭、神经系统疾患、坐骨神经痛、截瘫、糖尿病等。只要是有顺产适应证的,没有下面提到的禁忌证的,都可以安全的使用椎管内无痛分娩。这一点是可以肯定的。在权衡利弊以后,椎管内无痛分娩的顺产比剖宫产更安全可靠。只有在顺产风险增加很多或不可能的时候,才采用剖宫产。只有这样,剖宫产(一个不得已的挽救办法)才用得"恰到好处"。当然,权衡利弊的事是由你的医生根据你的具体情况来做的。这个问题在第六章《无痛分娩安全吗?》和第八章《给世界意外……》中会有更详细的说明。

到底哪些是椎管内分娩镇痛的禁忌[10]?

- 产妇拒绝接受。相信随着大家对无痛分娩的认识,这个禁忌证很快就会消失。

- 不能放置硬膜外导管的。比如,做过某些(并不是所有)腰椎手术的产妇;

- 对产妇可能造成危害的医疗情况:血小板和凝血机制障碍的,局部有感染的。

一个完美的产房应该是怎么样的"?

一个好的产房要有 24 小时的产科麻醉医生驻守。

- 从保护隐私、减少待产和分娩之间的产妇转运角度看,待产室和分娩室应该是合二为一的。美国在 20 世纪 80 年代广泛开展了分娩镇痛以后,现在已经没有两级产房(待产室和分娩室)制。中国现在也见到了这类二合一的产房了,相信这种合理的产房会越来越多。

- 产房和剖宫产的手术室在同一层的相近区域,万一产房内需要紧急剖宫产时,能从根本上保证 4 分钟内分娩出小孩。

- 做分娩镇痛的时候,就已经有开放的静脉通道,开始了输液,还能可以保证及时用药。

- 有监护仪,可以随时观察病人的血压变化,尤其是无痛分娩最初的 15 ~ 20 分钟。根据你的情况不同,有 1 ~ 5 分钟一次不等的严密观察。

- 当然,训练有素的各种医护人员是绝对不能少的。

全程无痛分娩是美妙的,这不仅是产妇们的追求,也是她们家人的希望。2010 年,我们在北京的产房里见到陪产的丈夫们,他们手臂上青一块紫一块的。可想而知,他们内心里是多么希望陪产时,能像刚刚获悉妻子怀孕的瞬间一样,幸福地相互拥抱,而不是这种痛苦的传递和眼睁

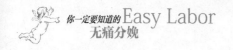
睁看着自己爱人痛苦时的爱莫能助! 我们产房的医护人员对此也深有感触。石家庄妇产医院麻醉科负责产科麻醉的张瑾主任说:"开展全程无痛分娩以来,我们的工作量增加了1倍,产房工作的麻醉医生是我们科最忙最累的。但当我们看到一个个痛得死去活来的产妇们经过自己的手转眼之间变得'笑逐颜开'的时候,听到产妇们发自内心的感激的时候,心里总是觉得,能为产妇减轻痛苦,即使再忙再累都是值得的。作为医生,还有什么比这更重要的?"在回答"谁是最喜欢无痛分娩的医护人员?"这一问题时,2次参加"无痛分娩中国行",西北大学普林蒂斯妇女医院产房护士戴安·卡恩斯回答道:"毫无疑问,我们护士是最喜欢无痛分娩的!"

在中国有很多关于头和尾的成语,"有头(首)有尾","通首至尾"都是褒义词,而贬义词尽是些,"有头无尾"、"有始无终"、"虎头蛇尾"、"虎头鼠尾" ……看来,我们祖先对首尾的关系早有先知。

在丰盛的晚宴上,总会有一条全鱼。不管是"西湖醋鱼","松鼠桂鱼",还是"红烧全鱼",我们已经习惯于"全鱼"了。各站迎送"中国行"队员的晚宴,也没有例外。从我们的"吃"文化得到的启迪,让我们的产妇们得到更好的享受吧,让我们年年有"鱼"。

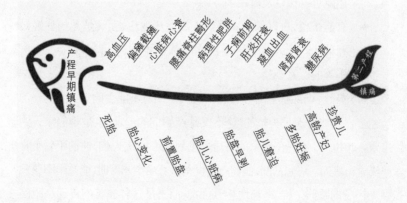

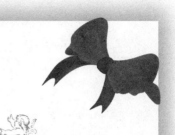

第八章

给世界意外……

　　记得当年第一副眼镜挂到鼻梁上之前,长辈们讨论来讨论去,有没有办法不戴眼镜? 于是乎,为假性近视、真性近视、望远法、"云雾疗法"、压眼球法……忙得不亦乐乎。为了不拉下学业,第一副眼镜还是配上了。但它大多数时间都在口袋里,因为有一说,戴上了就拿不下来了。再有,孩童年代,打打闹闹是常事,冷不丁,小伙伴的石块飞向一个眼睛的时候,后果就是终身遗憾—— 这个眼睛从此再也看不到东西了。不过从另一方面说,遗憾的有,当时戴了眼镜会更早地看到"飞行物",给躲闪更多的时间,兴许还能挡住这位不速之客。遗憾的还有,那是长知识的黄金年龄,眼睛的功能是接收外部信息,视力不好,脑子就"懒得发展"可能就另辟蹊径,导致阅读能力和速度再也不"名列前茅"了。也就是说,我们现实生活中的每一个决定,都有个后果的问题,正所谓"种瓜得瓜,种豆得豆"。

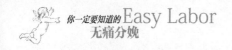
隐 形眼镜已经出现很多年。刚开始时,人们担心往"容不得沙子"的眼睛里放进那么一大块东西,会不会把眼睛弄坏,甚至失明呀?毕竟我们只有一双眼睛。现在,这东西已经非常普遍,特别是深受年轻人的喜欢。姑娘们不再为自己漂亮的眼睛被大眼镜遮住而发愁了,男孩子运动时也不再为眼镜被碰碎时伤到眼睛而担心了。虽然,还有带着传统眼镜的,其实,他们中间许多人也换了或备有隐形眼镜。近几年,又有了激光治疗近视眼,很快又有人接受了这个新生事物。现实生活中,我们一直面临着要不要接受新生事物的问题。

虽然生孩子的事和配眼镜不能一一对应,但也经历了接生婆在家接生,产妇去医院生孩子,剖宫产对付难产和胎儿宫内窘迫等一系列新生问题,从而有了一整套应对产程中并发症的措施和手段,现在又多了个分娩镇痛。

历史的长河中,时不时地出现新生事物是必然的。无论对付近视眼的望远法、"云雾疗法"、压眼球法,还是生小孩的传统接生、医院生、顺产、剖宫产、分娩镇痛,任何一项医学措施,都有个取舍的过程,也就是我们常说的大浪淘沙。一个新生事物经受了考验就流传下来,否则,就被历史淘汰。

所有上面提到的,戴不戴眼镜,什么时候戴眼镜,戴什么样的眼镜也好,生小孩也好,和平时大家吃药一样都属于医疗介入,都有作用和不良反应。医学上的大浪淘沙是用什么标准的呢?归纳起来有:有益性(能不能解决问题),有害性(有什么代价,不良反应,后遗症),需要多少花费(合不合算),使用者是否满意(病人喜不喜欢)。还有医学书籍中阐述的,指征(什么情况用),路径(什么时候或什么条件下用),治疗方案(首选,次选),禁忌证(不能用的情况)。在和其他方法比较中,更符合标准的胜者便保留了下来。生小孩的方式方法也不例外,母婴安全性,出血量,疼痛,并发症,后遗症,恢复时间,母乳喂养,母亲满意度。(注意:没

有产程延长,详见第七章《美国人吃鱼和中国产妇的无痛分娩》)

在 2011 年"无痛分娩中国行"上海站最后的交流会上,美国加利福尼亚大学旧金山分校医学院产科麻醉主任帕梅拉·弗勒德(Pamela Flood)医生提了一个问题:"在座的各位谁是顺产生小孩的?"在场的美国妈妈是少数,但她们全举起手来。在座的中国妈妈们的手非常沉重——没有一人举起手来。德克萨斯大学的陶为科医生观察到这个情况,很吃惊,也很意外。意外的还不止他一个,在座的每一位,不管是美国妈妈还是中国妈妈都感到了意外。

所谓意外,就是意料之外!难道连大自然为我们选的顺产(自然分娩)都被"废"了?不是每个做剖宫产的都是难产、头盆不称、臀位或胎儿窘迫了吧?即使有这些情况,是否都得做剖宫产呢?她们不是"近水楼台先得月"了吧?没有顺产生孩子可能还是个表面现象。

世界意外,我们不意外

要说意外,2010 年 1 月 12 日,我们确实给了世界一个意外。泰国的罗比噶捏(Lumbiganon)教授在《柳叶刀》上发表了世界卫生组织对 2007~2008 年度各国剖宫产率的报告,中国以 46.2% 名列榜首[1]。记得这个消息是一位美国同事在当天上午报告的新闻,美国的同事关注全世界人的健康,看来这条消息令他震惊和意外了。但如果他在上海站看到妈妈们举手那一幕,或许就不会感到那么意外了。

在《柳叶刀》发表了那篇报告一年半以后,2011 年 8 月 11 日,记者李红梅和张文在《人民日报》发表了引人注目的文章《"剖"出来的世界第一 为何剖宫产"高烧不退"?(聚焦·降低剖宫产率①)》[2]。开头是这样写的:

这是医学上的一个怪现象：明明是健康人，却情愿在肚子上开一刀；别的手术都在走向微创化，可女性的开腹手术却停不下来。这就是剖宫产——一种被人们当成正常分娩方式的手术。

"根据世界卫生组织发布的数字，我国的剖宫产率为46.2%，是世界卫生组织推荐上限的3倍以上，居世界第一。据我国专家估计，目前，全国的剖宫产率为50%～60%。

"为何剖宫产"高烧不退"？如何才能降低剖宫产率？记者进行了深入采访调查。"

……在城市里出生的80后、90后，他们中十个有三四个以上是剖宫产儿。

"剖宫产是为了下一代"的说法对吗？

先让我们看一下《人民日报》发表的统计数字。

围生儿死亡率和新生儿窒息率、患病率。1980～1988年北京市平均剖宫产率为25.4%，同期围生儿病死率为13.6%，剖宫产率涨到 1989～1992年的35.3%，围生儿病死率却仍在13%。"根据前面的矫正原理，实际的率应该是增加的。"剖宫产新生儿病死率确（却）高达10.6%，比自然分娩的3.5%，高出3倍左右。(摘自《人民日报》)

也许这些推测的数据并没有触动我们的神经,石家庄妇产医院从2010年1月份开始了无痛分娩,在不到一年的时间里,剖宫产率下降了近两成(20%)的同时,新生儿的窒息率降了四成(40%),新生儿7天内的死亡率少了一半。这一惊人的发现,震惊世界的同行。因为这是人们第一次这么直接地证实了以前一直是推论的东西——

剖宫产对新生儿不利,硬膜外分娩镇痛顺产有益! 这篇文章在美国"产科麻醉和围生医学学会"年会上发表。

很明显,剖宫产不利于新生儿的存活。那么,即使存活了的新生儿又如何呢? 想必我们所有人都对这个问题感兴趣,专家们也在进行研究、讨论。智商,情商,母乳喂养,"儿童感觉统合失调"包括多动症,学习能力下降,阅读、画线、打球困难,末梢神经敏感性差,容易生病和免疫功能低下,肺功能差等,你自己可以慢慢细读。

研究证明,剖宫产远期可造成"儿童感觉统合失调"等后果。所谓感觉统合失调,即任何原因的感觉刺激信息不能在中枢神经系统进行有效的组合,以致整个身体不能和谐有效地运作就称为"感觉统合失调"。表现为定位能力差,注意力不易集中,多动症,学习能力下降,也与阅读、画线、打球困难等有关,可以造成部分儿童社会适应能力下降等。

自然分娩是最安全、最天然的生产方式,产妇不会遗留并发症。自然分娩儿不易生病,情商比剖宫产儿高,具有良好的社会适应能力。

很多产科专家均认为,经过产道完成的正常分娩,也称为自然分娩,是经过循证医学证实的人类最基本、最常见、最安全的分娩方式,完全符合自然界的发展规律。

研究认为,自然分娩儿与剖宫产儿在智商方面无明显差异,而在情商上却具有明显差异,自然分娩儿具备良好的社会适应能力。

田扬顺解释,这是因为自然分娩儿在分娩过程中发生了一系列"系统磨练",还接受了母体分泌的许多激素,如缩宫素、泌乳素、儿茶酚胺等。这些激素又统称为 "爱的激素"及"母爱激素",在下一代生长发育中容易获得"人类爱的本性的培养"。国外学者研究提示,如果缺少这些激素,则胎婴儿爱的本性便会受到损害,这种危险性可延迟至青少年期,甚至到成年后才能表现出来。有人深入调查青少年犯罪、自杀、孤独症及吸毒、精神性呕吐、精神分裂症等均是"人类爱的本性受损"的不同表现。

也正是这一系列的"系统磨练",让自然分娩儿胜出一筹:

比剖宫产儿聪明——其皮肤及末梢神经的敏感性均较剖宫产儿强,子宫收缩对胎儿的挤压过程,也正是胎儿大脑的初级脑成熟的过程,对其日后脑组织及神经系统发育有很大帮助。

不容易生病——多项研究证实,经产道挤压的自然分娩儿很少患有肺部疾患。自然分娩儿较剖宫产儿易得到母体免疫球蛋白,并有选择性地使细胞介导的非特异性免疫增加,因而自然分娩儿具有更强的抵抗力,不易患传染性疾病。

很少发生"感觉统合失调"——在自然分娩过程中胎儿在神经体液调节下,受到宫缩、产道物理张力改变的影响,使胎儿能以最佳的姿势、最小的径线、最小的阻力顺应产轴曲线而下降并娩出。因此,自然分娩儿很少发生"感觉统合失调",利于下一代茁壮成长。

田扬顺指出,选择自然分娩的产妇能很快下地活动,很少遗留并发症,也能尽快对孩子进行母乳喂养,但剖宫产后的产妇由于疼痛、注射抗生素等,不能给孩子哺乳,影响孩子的健康成长。(摘自《人民日报》)

人们越来越坚信,子宫收缩对胎儿的挤压是胎儿出生后成长过程的重要组成部分。看来自然分娩是大自然精心策划的,和自然对着干是要付出代价的。

剖宫产对妈妈有什么不好吗?

"怕痛,所以情愿'挨一刀',……剖宫产体形好"(摘自《人民日报》),怕尿失禁,怕性功能障碍……美国女性就不怕?当然怕。但她们更怕剖宫产,不是一点点怕,是怕得哭鼻子,怕得要死。看看第三章《她们是怎么生小孩的?》那个"大学问家"生小孩的故事就明白了。一位美国华人麻醉医生说:"1997年从事麻醉工作以来,只见过一例没有医学指征,而自己要求剖宫产的。"

你也可以想象得出,不用手术刀、手术剪,不打开肚子,怎么会有可能割破你的血管,捅破你的膀胱,剪断你的输卵管,伤了你的输尿管和小孩的手指?咱们还没说术后感染以及感染带来的其他麻烦。即使你很幸运,手术一切顺利,中医不是还讲究开了肚子伤元气吗?您就不考虑一下大手术"伤了元气"对以后的生活有什么影响?

剖宫产产妇的远期并发症确实很多,如贫血、肠粘连、肠梗阻等引

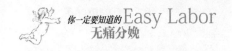

起的慢性腹痛、慢性疾病带来的劳动力减退,甚至丧失。产妇出现盆腔炎、月经不调、腰痛、再次怀孕时的异位妊娠的比例也增加。确切的数据因为产后随访不容易,很难统计出来,但这些确实是临床医生常见的现象。

在回答弗勒德医生的提问时,在场的一位华人模样的妈妈举了手,她就是那位世界级大教授,产科麻醉权威,辛迪·黄(Cynthia Wong)医生。她两次生小孩的经历就写在《你一定要知道的无痛分娩——来自哈佛的完全解答》里。难道她搞错了?知道她的人,都知道她可能是世界上最不会搞错的人。她领导着美国著名的西北大学产科麻醉。陶为科医生在丁香园里是这么说的[3]:"和辛迪·黄(Cynthia Wong)这样的人工作一周,是一个很难得的机会。她作为多年从事产科麻醉,又是世界《麻醉和镇痛》产科麻醉的主编,非常熟悉文献和产科发展的来龙去脉。几乎所有的问题,她都可以引经据典,给予令人信服的答复……"正是由于这样的背景,她绝对没有搞错。北美的医疗水平应该是世界上最高的,2008年,包括124所医院的美国最大的美国医院集团发表了6年(2000~2006)中近150万产妇的死亡病例统计报告[4],去除危重病人的剖宫产这一因素后,剖宫产产妇死亡的可能性比自然分娩大了10倍,也就是1 000%。加拿大(除两个省外)在14年中[5],有近240万(2 339 186)例足月产妇,与低危择期剖宫产和阴道产比较,剖宫产产妇的严重并发症是顺产的3倍还要多,心脏停搏、大出血、手术损伤各多了5倍以上!

其实,这不是什么意外,全世界产妇的第一杀手就是大出血,你可能已经知道剖宫产平均失血量为800毫升,是你全身总血量的1/6。如果没有医生及时给你补液,你肯定已经休克了。国内外教科书都是大谈特谈怎么诊治术中、产后大出血,芝加哥所在的伊利诺伊州每两年全体产房有关科室成员轮训强化这些技能。第二章《神秘的产房……》中的两个例子可能还只是庐山真面目的一个侧面。

剖宫产术要求产妇承担比正常自然分娩更多的出血、感染及副损伤甚至切除子宫等并发症的风险。陕西省人民医院产科主任医师王亚琴指出,剖宫产术出血量能达到自然分娩的数倍,而产后出血是产妇死亡的第一原因。中日友好医院邢淑敏教授认为,剖宫产手术死亡率及并发症高于自然分娩的2~4倍或更高。

北大人民医院产科教授王山米指出,有些乡镇卫生院也在做剖宫产手术,万一出血过多,在没有血源的情况下,大多数只能切除子宫。而且随着剖宫产率的升高,目前出现一些新的病种,如剖宫产瘢痕妊娠,如不及时正确处理可造成孕产妇死亡。剖宫产后如果患了妇科肿瘤,这横切的一刀就成为手术中的大麻烦。"手术要竖切,而且是再次开腹,很多情况非常难处理。"她说。(摘自《人民日报》)

产科和产科麻醉最害怕的是剖宫产后的前置胎盘、胎盘子宫肌层侵入,或周围脏器侵入,那是会大出血导致生命危险的。

剖宫产麻醉有时需要全麻,孕妇全麻的问题更大。由于专业性太强,在此暂且省字若干……

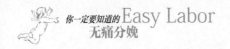

现在来看看我们中国的资料：

> ……2000 年上海市第一妇婴保健院与上海市妇女保健所联合调查分析了上海市1978~1997年 20年间剖宫产产妇死亡原因。结果显示1997年剖宫产率是1978年的7.4倍，20年间剖宫产产妇的死亡率为24.05/10万，显著高于产道分娩产妇的12.28/10万。（摘自《人民日报》）

为什么美国是10倍，中国只有2倍？中国医生医术比美国医生高明吗？

可能是由于条件的限制，国人没有同时期剖宫产死亡率和顺产死亡率的比较。1978 年和 1997 年的中国医学是无法相比的。这 20 年中的医学进步太大，美国人常说，你不能拿苹果和橙子比，就是这个道理。从能拿到的数据显示，1984 年上海的产妇死亡率是 20/10 万左右，而 2009 年的死亡率降到了 9.61/10 万，是 25 年前的一半。剖宫产死伤的产妇大多数是急诊重症的病人，全世界都不例外。在比较数据时要把这些问题考虑进去，需要对数据进行矫正。2008 年美国那份报告就是这样做的。美国的报告中，普遍认为增加产妇安全性的硬膜外分娩镇痛高达 80％。作为常规的一部分，本身不需要矫正。然而，在和其他国家地区的数据比较过程中，需要考虑这一因素。医学进步使得病人的并发症和死亡率降低，而我们的数据仍然增加了一倍，或是说是以前的"2 倍"，实际上，如果有同期数据比较，剖宫产死亡率比顺产死亡率的差别就可能不止是"2 倍"了。也就是说，"顺产比剖宫产安全，有了硬膜外分娩镇痛安全系数更大"这个结论是没有悬念的。

可惜没有让中美产科医生同台献技、评委评分的机会。中国医生的动手能力比美国医生强是完全有可能的（我们的双手早就可以灵活使用筷子了，而美国人还在像小孩一样大把抓着叉子和勺子）。但在理念上，整体来讲中国医生落后美国医生是没有争议的。再好的技术，没有好的理念，也是不能为病人提供最优服务的。以不必要的剖宫产为例，即使是以 2 倍死亡率计算，我们就有一半的产妇是"含冤而死"。如果是以 10 倍计算，"含冤率"就是 90%，也就是这些孩子永远见不到妈妈。"在 150 例剖宫产产妇死亡病例中，直接产科原因为 73 例，占 48.67%"（摘自《人民日报》）。目前，中国还没有并发症的数据，那可能是个噩梦。真的希望人们在这噩梦之前能尽快醒来！

什么时候要做剖宫产？ 或者说，为什么要剖宫产的产妇才能剖宫产呢？

医学上是否采用一个方法，哪怕是一项检查，都是需要通过一系列验证的。首先考虑的就是安全问题，然后才看看是否有效。最安全有效的方法当然是首选的方法。但医疗实践中的病人比教科书上的要复杂得多，这就是为什么医生要有首选、次选、再选的诊治方案。选用什么方案要根据病人具体情况、病情变化、治疗的毒副作用和需要多少花费等综合考虑的。你待产了很长时间，一天一夜，筋疲力尽，生活受影响，子宫内膜感染概率增加，胎儿的内环境也越来越差，权衡了利弊以后，剖宫产好；待产过程中，脐带先出来的，胎头压迫脐带，血液受阻，不剖宫产，胎儿有生命危险；产妇的骨盆以前骨折过，前后各个关节都已经固定，知道小孩是出不来

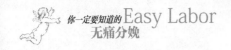
的——难产……剖宫产就是在这种情况下出笼的。尽管还是有那么多的坏处，但比起 100％ 要出现并发症甚至死亡来说，它毕竟是挽救生命的举措。在这些大家常说的"迫不得已"的情况下，剖宫产是利大于弊。

世界"产科麻醉和围生医学学会"的对外援助委员会的布里奇·欧文（Bridge Owen）医生在非洲国家甚至推广剖宫产，因为那里的产妇难产威胁了无数的生命，剖宫产还不到 1%。也就是说，按世界卫生组织的理想剖宫产率 15％ 计算[6]，14% 的母或（和）婴可能因为难产又得不到剖宫产而丧生！欧文医生也因此获得了 2009 年度世界麻醉的最高荣誉——世界麻醉研究会颁发的杰出教育奖（Teaching Recognition Award）[7]。从"无痛分娩中国行"宁波站工作的产科医生哈罗德·马克尔维兹（Harold Michlewitz）那里听说："非洲很多地方缺医少药，孕妇难产的时候，附近没有剖宫产的地方，一项补救措施是，咬骨钳去除耻骨（阴毛皮肤下的那块骨头），为小孩降生打开通道。"这种方法虽然有效挽救了两条人命，但产妇日后则需要多次手术来恢复盆腔的完整性，否则产妇从此不能走路了。显然，这项举措是要排在剖宫产后面的。你从中可以领悟到，为什么剖宫产应该是排在顺产之后。中国的产妇是幸运的，国家鼓励产妇到医院生孩子，这对提高母婴安全极为重要。

明白了道理，我们就很容易理解世界卫生组织对剖宫产手术的态度了，"只有有医学迹象表明，剖宫产手术能改善产妇或婴儿状况时，才可以实施剖宫产手术"。报告还指出，"产妇和其监护人员若计划接受剖宫手术，应首先充分考虑潜在的危险[6]"。为此也设定了 15％ 的上限。这个上限是对整体来说的，你不需要考虑要不要去"占指标"。

为什么剖宫产率居高不下呢？

解放军第四军医大学西京医院妇产科教授田扬顺说，2000年一个全国妇产科学术会议报道，全国多数医院剖宫产率在50%以上，但目前仍在持续上升，全国的剖宫产率应为50%~60%，不排除有些医院达到70%以上。其特点是：大城市大于中城市，中城市大于小城市；城市大于农村；高收入者大于低收入者。更为令人担忧的是，在大城市医院设法控制剖宫产率的同时，而广大乡镇卫生院却在热衷于开展剖宫产术。2002年，专门研究中国剖宫产率的一名前世界卫生组织官员指出，中国每年至少有100万至150万的剖宫产术是不应该做的。目前全国每年出生近2 000万婴儿，合理的剖宫产数字应在300万左右，约为15%；最高也不能超过600万，约为30%。但实际上，我国每年约有800万~1 200万人施行了剖宫产术，约占40%~60%。

……

"现在，一见医生就要求剖宫产的人越来越多，跟岁数没有关系，跟学历也没有关系。"安徽省合肥市解放军105医院妇产科副主任医师步仰高描述，有一次又遇到压根就没想过自己生的孕妇，她费尽口舌跟她讲了一个小时，结果孕妇生的时候还是坚持剖宫产。（摘自《人民日报》）

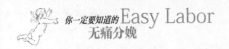

据估算,全国的剖宫产率应该不会低于 50% ~ 60%,很多医院剖宫产率达到 70%,个别医院甚至夸张到近 90% 的产妇以剖宫产的形式完成分娩。错误的使用剖宫产给母婴造成危害,至今居高不下的剖宫产率,不得不引起全社会关注。

中国的文化背景是其中的原因之一。老一代人对生孩子的印象是踏荆棘路、过鬼门关。再想想产痛,能不愿意多付 2 000 元甚至于 4 000 元买个"平安"吗? "咱不差钱",多花钱不忍受生孩子时那撕心裂肺的产痛似乎顺理成章。越来越多的产妇仅仅因为害怕疼痛,无任何指征地要求剖宫产。

怕疼,所以情愿"挨一刀"。许多产妇从一开始怀孕就没想过自己生。

……

江苏南京 28 岁的张静,去年 6 月在江苏扬中人民医院剖宫产下一子。"开始阵痛后,需要做检查看宫颈是否打开。那个检查好疼啊,我一直喊疼。医生就跟我讲,如果这点疼都受不了,肯定吃不了生小孩的苦。被医生一说,我就转成剖宫产了。"张静说。

像张静一样,因怕疼要求剖宫产的人非常多。浙江省余姚市人民医院妇产科主任医师邵华江说:"现在的年轻人都怕疼,没吃过苦,一点疼都经受不了……"(摘自《人民日报》)

　　还有一部分产妇及家属选择"良辰吉日"分娩的观念越来越重,不经过试产直接选好"良辰吉日"去剖宫生产的大有人在,认为有剖宫产就能不顾自然规律地去生"凤子龙孙"了,造成了剖宫产率的持续升温。但这只是剖宫产率高的副作用,不是根源。当你读完这本书,还能认同让母婴有麻烦,甚至是生命危险的日子是"良辰吉日"吗?。

　　头盆不称是要剖宫产的。"日益改善的生活条件使很多家庭过分注重孕妇的营养造成胎儿体重偏大,巨大儿比例增加,导致头盆不称增多。"这算是个共识! 并让它名正言顺地成为剖宫产的对象。其实,这是个可控因素。美国人 50% 以上是超重或肥胖,他们要控制饮食是不言而喻的事。听到控制胎儿体重,我们也许认为是新鲜事。但美国人每次去产前检查,胎儿体重是必谈无疑的,为的是能顺产,能减少母亲的产伤,和避免产后新生儿的并发症,比如低血糖。一位 1 米 80 的美国女骨科医生同事是真正的头盆不称。她小时候的骨盆骨折固定后,各骨盆的半关节都固定了,会造成难产,是必须要剖宫产的。知道要难产,不是很肯定的试一下,不成就做好剖宫产的准备。这可不是为了减少剖宫产率,而是为母婴更加安全。"反正要剖宫产,就吃吃吃,继续吃,没关系",这种做法会伤害你自己和你的孩子。产前教育是医生的责任,你自己和孩子的健康更是你自己的事呀。

　　剖宫产医学指征前三位中的胎儿宫内窘迫该是没错吧? 错了! 这是当今医学界的一大困惑。现在的胎心仪对监护胎儿宫内的健康状况并不理想,过度的敏感和缺乏特异性,让人们过多地诊断了"胎儿宫内窘迫"。在产房里,一听到有胎儿宫内窘迫,剖宫产几乎是在所难免。医生们伤透了脑筋,美国剖宫产率增加的头号原因就是这个,现在是进退两难,不用不行,因为没有再好的了。当然,已经研究出了新的仪器来查胎儿的心肌缺氧。但愿有一天,这不是问题了[8]。

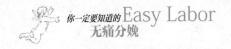

　　国人剖宫产适应证的制定有很多是不科学的,把本来是可以顺产而且是顺产更好的产妇去做了剖宫产,其中包括,子痫前期,轻中度的心脏病,肝肾疾病／功能障碍,大部分神经系统疾病,糖尿病,高龄孕妇、"辅助生殖"(珍贵儿)。

　　在这种环境下,"钱"又使"鬼"推起了磨。收费标准不合理,有钱赚还有不干的? 自然分娩是一个历时较长的过程,需要不间断地观察和监护母亲和胎儿的情况,投入的人力成本大,收费却比剖宫产低很多。这样的收费标准催生出一个"剖宫产产业"也就见怪不怪了。"民营医院的剖宫产率大大高于公立的。如重庆市开县剖宫率为 19.04%,但辖区内民营医院剖宫产率为 63.6%;贵州省贵阳市剖宫产率为 40.79%,但辖区内民营医院剖宫产率为 58.2%。2010 年广西壮族自治区剖宫产率仅为 17.79%,但柳州市和桂林市剖宫产率分别为 33.75%、32.50%,其主要原因是两地较多的股份制和民营医院开设产科的剖宫产率高[9]。"我们不是要效益吗? 这就是效益,新的一波的效益"大跃进"开始了! 院方剖宫产的收入显然高于自然分娩的费用,所以医院对于产妇无任何指征剖宫产的做法并不反对,因而社会因素的剖宫产率逐年增加,从而导致了整体的剖宫产率增加。"随着人口数量的增长和计划生育政策的实行,初产妇比例增加,而她们大多认为不用考虑剖宫产后对后续妊娠和分娩的影响,所以对剖宫产来者不拒。中国西南部一个久负盛名的妇幼保健院,为了是否开展无痛分娩的问题,在院内讨论了一年之久,其中关键一点是 90% 剖宫产降下来以后,医院的收入会少了,而增加顺产要增加产床、增加助产士,分娩镇痛要增加麻醉医生,这一少一多,钱从哪儿来? 一个绝对实实在在,不容忽视的问题。剖宫产这个不符合正常医学途径,不符合做买卖的基本道理(不好的东西反而贵)的"怪胎",让我们母子的性命作为了代价! 你无形之中可能是下一个被忽悠的对象!

正确的产前教育极其缺乏。在《你一定要知道的无痛分娩——来自哈佛的完全解答》之前,没有一本这方面的科普书引导产妇。大众媒体主宰着这一领域,误导了许多产妇,给人的印象是,"产科质量的持续改进,而人们对剖宫产的认识和接受已经非常普遍,孕产妇及其家属主动要求剖宫产的比例增加"。产科的临床研究报告出来了,可惜没有矫正时间偏差!让社会更加认识不到问题的严重性,连我们这些内行都蒙了,没有在弗勒德(Pamela Flood)医生提问时举起手来的也被蒙了。因为我们听到的是"医疗保健机构和医务人员的自身利益得不到保障,医务人员为了减少纠纷,'降低医疗风险'从而放宽了对剖宫产指征的控制",这样的解释让我们心里凉了半截。

听了某些误导,大家对剖宫产倒寄予了莫大的期望,以为它是万无一失的东西。加上熟人、红包、剖宫产就三保险了。可事实是,和自然产相比剖宫产的死亡率高 10 倍、严重并发症率高 3 倍。也就是说,应该对剖宫产持低期望值才对!人都说,期望越高,失望越大。这个反逻辑的高期望值,当然会让失望变成了巨大的失望,甚至绝望。要是托了熟人、送了红包,一旦出事,你的失望就无法形容了。上海的一位出租汽车司机说得好,"医生不可能想让病人死,更不想让病人死在自己的手上。"这个巨大的失望,让本来就紧张的医患关系火上浇油,使本来就是高风险产科,陷入了一场又一场的医疗纠纷。不知你有没有听说过成都广告骂人事件,那是一个绝望的例子。这场"恶性循环"真不知道什么时候停止。据说,行政部门不敢发红头文件限制医院的剖宫产率,因为担心激化医患关系,怕闹出更多的人命。真可谓是不想误导的误导!

大量的剖宫产,导致了一系列后续问题。瘢痕子宫首当其冲:过高的剖宫产率,导致妇女瘢痕子宫的比例逐年增高,而瘢痕子宫的阴道分娩(*尤其是瘢痕愈合处子宫壁较薄的产妇*)子宫破裂等风险增加。

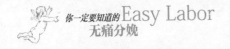

虽然因为胎儿宫内窒息等原因剖宫产的,并没有产道问题,研究发现这些人的二试分娩并没有增加子宫破裂的危险性,70% 还是可以阴道分娩的,这种顾虑是多余的。很多医生、产妇不愿意冒风险再试阴道分娩(又称:二试),而直接选择手术分娩。据说是怕人告,怕担当责任,怕好心会有恶报。

大量的剖宫产,导致了助产士队伍逐步萎缩。不但人数越来越少,她们还被"歧视",出现了培养不易和职称晋升困难等问题。目前医疗保健机构没有专门的助产士专业岗位,助产士没有独立的职称晋升系列。这种状况严重影响了助产士专业发展,致使我国助产技术严重退化。

高剖宫产率,也导致了"产科人员和床位配备不足。产科人员配置与其工作量相比严重失调,大量劳动付出未能在制度保障上和人员配置上得到体现。产房分娩床位和待产床位未能纳入编制床位数中。产房和产后病房需要设置专门的新生儿科医生也没有纳入医生编制数中,造成医生负担过重。"正如"中国行"的产科樊莉医生所说:"中国医患比例太低。中国一个妇产科医生平均一天做 3 ~ 4 台手术,看100 ~ 200 个门诊病人,是美国医生的几倍。"

这一切,变成了恶性循环!

看来剖宫产对母婴都不好, 至少不应该是第一选择。可我们没听说过死产妇的事啊?

这确实是个问题。你可以通过下面的数据,自己计算一下。2008 年,中国的平均产妇死亡率是 34/10 万。也就是一个省市级妇幼保健院,以年分娩量 10 000 计算的话,每年死亡人数 3.4 个。可这是个平均数,也就是缺医少药的农村和在家接生死亡产妇人数和发达城市的算在一起了。绝大多数著书、制定规章制度的专家们都在发达地区,产妇死亡事件离他们太遥远。尽管实际死亡率因为漏报或不报,可能会比34/10万高。但由于科学的发展,医疗条件的改善,生孩子死人的事情确实很罕见了。问问你的产科医生、麻醉医生,或是产房护士,他们可能也不记得见到的最后一个产妇死亡是什么时候了。中国发达地区的北京、上海、广东的死亡率接近欧美的10/10万,也就是一年才死一人! 以致胡灵群医生去北京妇产医院讲产妇死亡率一课时,听众把他当作"外星人","俺那儿还有这码事?!" 使得胡医生纳闷了:"美国产科麻醉界一位知名教授终身研究这个,在咱中国免谈?" 也许,我们中国医生真的不在乎? 不是因为咱们人多吧? 俗话说,不怕一万,就怕万一! 尽管这是个十万分之等级上的小概率事件,可并不能听你数学老师爱说的,"小概率事件可以忽略不计"。一旦发生在你头上就是100%的大事! 我们每一个孩子都需要母亲。

就在写书的这一刻,西北大学普林蒂斯妇女医院就有这么一例产妇,以前只做过一次剖宫产,明天(2011年10月12日)要再次剖宫产生孩子。因为有术中大出血的可能,医院动员了全院的各相关科室:产科、妇科(如果术中难以止血,做好子宫全切的准备)、产科麻醉组(两套人马,做好密切监护、及时抢救病人的准备)、放射科介入组(子宫动脉气囊预防性放置,以紧急气囊扩张后止血)、心外科(必要时的体外循环)、血管科(大出血止血,可能的血管损伤)、大手术室、病理科血库、医院管理层等。不惜一切为了挽救两条性命,这就是一个理念问题。

美国人的意外!

纵观美国近20年的产妇死亡率,发现它似乎在10/10万左右波动,停滞不前。美国产科界和产科麻醉界比较一致的说法是,剖宫产率增

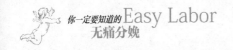

加导致了产科死亡率的增加，与其他所有原因所导致的产科死亡率的降低抵消了。他们的意外是，这么努力还没有达到世界卫生组织建议的 15%，还得继续努力降低剖宫产率。中国有 2020 年的 20/10 万的产科死亡率目标，要想达到这个目标，看来"降剖运动"势在必行！

中国的情况和美国不一样吗？

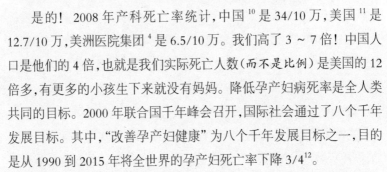

是的！ 2008 年产科死亡率统计，中国 [10] 是 34/10 万，美国 [11] 是 12.7/10 万，美洲医院集团 [4] 是 6.5/10 万。我们高了 3 ~ 7 倍！中国人口是他们的 4 倍，也就是我们实际死亡人数（而不是比例）是美国的 12 倍多，有更多的小孩生下来就没有妈妈。降低孕产妇病死率是全人类共同的目标。2000 年联合国千年峰会召开，国际社会通过了八个千年发展目标。其中，"改善孕产妇健康"为八个千年发展目标之一，目的是从 1990 到 2015 年将全世界的孕产妇死亡率下降 3/4 [12]。

2011 年 8 月 9 日，国务院妇女儿童工作委员会委员、卫生部副部长刘谦在国务院新闻办举行的新闻发布会上指出，我们过去在孕产妇死亡率的控制上已经取得了显著成绩，将孕产妇的死亡率从 2000 年的 53/10 万下降到了 2010 年的 30/10 万。而 2011 ~ 2020 年《中国妇女发展纲要》和《中国儿童发展纲要》中指出，要在 10 年内将孕产妇死亡率控制到 20/10 万以下，我们的任务依然很艰巨 [13]。中国妇幼保健协会也在北京启动"促进自然分娩，保障母婴安康"项目，旨在通过系列措施给剖宫产"降温"。这一为期五年的项目总目标是创造一个促进自然分娩的社会环境和理念、推广促进自然分娩的适宜助产技术和规范的健康教育内容和方法、降低不必要的剖宫产以及孕产妇和婴儿死亡率等。项目具体目标是：全国至少建立 10 个"促进自然分娩，保障母婴安康"培训中心,开展持续有效的培训,推广助产和产前健康教育适宜技术;至少培训 2 000 名有关助产适宜技术和产前健康教育师资;全国至少 100 家医疗机构达到示范妇幼保健院或医院标准;促进助产士职称系列和正规助产专业建立[14]。

美国人也在努力地工作着,要在 2020 年把产妇死亡率降到 11.4/10 万[15],一个重要的举措也是减少剖宫产。

尽管两国之间的产妇死亡率、剖宫产率、文化、经济、政治体制都不一样,但大家的共同愿望是一致的——把不必要的剖宫产减下来,从而最终减少产妇的死亡和并发症率。当然,实现这些目标的行政手段会是不一样的。美国保险公司将实行剖宫产费用支付和医生的剖宫产率挂钩,来促进宫产率的降低。看来,"钱"这个问题上,中美是相通的。

分娩镇痛真的可以降低剖宫产率吗? 一个给全世界的意外

要知道,这是一个全世界都在关心和讨论的问题。产科医生担心椎管内(硬膜外是其中一种)分娩镇痛会增加剖宫产率! 剖宫产增加并发症的发生和死亡率! 1996 年,一项设计不合理的研究报告"证实"产程早期使用硬膜外镇痛会增加剖宫产率! 这也是为什么以前"要等宫口开到 3 指(或 4 ~ 5 厘米)时才能分娩镇痛"的"根据"。如果你听到、看到这个理论并不奇怪,因为直到现在还在继续肃清这一"流毒",其中也包括我们医学界的人员。以辛迪·黄医生为首的西北大学产科麻醉在 2005 年在世界最高权威的《新英格兰医学杂志》上发表了"腰硬联合不增加剖宫产率"的论文[16]。一年内,美国麻醉医师学会和美国妇产科学院先后更改了以往"3 指"的限制[17]。随后,以色列的文

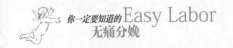

章也证实硬膜外镇痛不增加剖宫产[18]！南京妇幼保健院麻醉科的沈晓风主任领导的研究小组，于2010年在麻醉领域的最权威杂志《麻醉学》上，发表了这方面前所未有的大规模研究报告[19]，为这一争论画上了句号，也告诉国人我们也是一样的——可以全程镇痛！在世界很多地方大喊大叫硬膜外增加剖宫产率的同时，中国的同仁们说分娩镇痛可以减少剖宫产，让人有些意外。

在日前举行的2011北京国际疼痛论坛暨第五届全国临床疼痛学术会议上，北京大学第一医院麻醉科主任王东信教授首次公布该院最新研究结果[20]：采用分娩镇痛的产妇剖宫产率明显降低。近期对该院1 736名单胎、足月、无分娩镇痛禁忌证的初产妇进行了研究，其中，958名产妇接受分娩镇痛，778名产妇无镇痛。结果显示，顺产过程中转为剖宫产的比例分别为24.6%和38.9%。分娩镇痛可明显降低剖宫产率。几个通用的安全指标，生产过程中的并发症、胎儿窘迫、新生儿阿氏评分等都没有差异。王东信教授指出："目前大量研究显示，分娩期间的剧烈疼痛会对母亲近期和远期健康产生不良影响。一方面，分娩疼痛可导致产程停滞，进而导致母体耗竭、胎儿窘迫，从而增加剖宫产率；对于分娩疼痛的恐惧也是造成剖宫产率急剧增加的重要原因。另一方面，剧烈的分娩疼痛造成母亲的精神创伤是长远的。"

2011年8月10日，在确认2012年"无痛分娩中国行"广州站的会议上，广州市妇女儿童医学中心麻醉科主任宋兴荣说，"我们统计到的数据是（硬膜外镇痛）降低8%左右的剖宫产。"河北省最大的一家妇产专科医院——石家庄市妇产医院，年分娩量近万。分管分娩镇痛的麻醉科副主任张瑾医生说："2010年6月的'无痛分娩中国行'北京站的交流会上结识了'中国行'总领队胡灵群医生。了解到我们已经开始全面推行分娩镇痛工作，他非常渴望将分娩镇痛规模化开展起来。之后两个月他到我们这里考察,讲了一天的课,上午是孕妇的产前教育,下午是对 200 多位河北麻醉界的同仁专业讲课,中午则和院长们交流他的打算和建议。在他的帮助下,2010 年 8 月到 2011 年 8 月的一年时间内,分娩镇痛率由 2% 急增到 61.8%,同期剖宫产率由原来的 44% 降低到了 28%。分娩镇痛工作的全面开展,真的降低了剖宫产率。"

张医生接着说:"更使人意外的是,统计显示,医院新生儿出生窒息率下降了一半,产科大出血减少了三成,医院产科产妇住院天数缩短,产后并发症率也明显下降。新生儿科的医生的工作量成倍减少。我都不敢相信这一切是真的!"

减少了产科大出血一点都不意外,分娩镇痛降低了剖宫产率给全世界一个意外,新生儿窒息率降低也给了世界所有人一个意外。减少了新生儿的死亡率,已经不再是意外了,当胡灵群医生在第 44 届"产科麻醉和围生医学学会"年会上,把这一结果作为最佳论文报告时,震惊了与会的 600 多位来自世界各地的代表。

技术在说话了,"剖宫产是为了母婴安全","剖宫产是为了减少医疗纠纷"的谬论还能持续多久?

接二连三的意外,中国的,外国的,医护人员的,医院管理层的,还有你的……要是有人还戴着老式的,甚至是有色眼镜的话,或许这些意外该让他们"大跌眼镜"了。

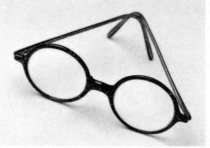

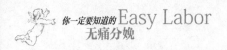

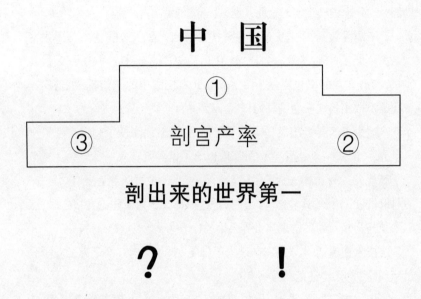

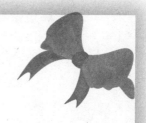

第九章

世界博客导读

——从科普到"普科"

　　每个人都记得上学时老师给我们布置作文的情形,大家不是唉声叹气,就是抓耳挠腮,很少有同学真正喜欢写作文。费了半天脑筋,范文还是别的同学的。谁要是能在哪家报纸、杂志上发表文章,别说是同学,就是老师也觉得是个稀罕事。

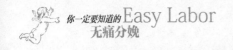

在网络时代的今天,出现了一个新生事物——博客。很多人第一次听说这个词都问:"博客是什么意思?"其实,"博客"是英文"blog"的译音,网络日志的意思,是一种网络交流的形式。可以说,译者翻得是"恰到好处",不管"客"是什么意思,"博"该是博家众彩之意了。这种方式一改传统的由编辑修改、只发表在报纸、杂志上的做法,更"叛逆"的是,作者根本不用担心有没有读者,只要写出来,"帖"在网上就行,只要能表达和记录自己的生活感受就够了。这并不是"老师"给留的作业,写的人反倒多了。这些博客作者也不用像大作家们那样去"体验生活"得到素材,这些东西直接源于生活。她们(这里应该是她们了)写的,更准确一点,应该是她们说的,看不出一点修饰的痕迹,有时甚至还有错别字,所以草根性很强。由于没有了约束,自由发挥,趣味性则更浓。

本章将收集到的海内外华人关于生小孩的博客摘要,采用写论文的系统回顾方法,以几个主题归纳起来。科普是科学普及的缩写,这反过来的过程,就是从普通百姓的博客中寻找科学性,暂且叫做"普科",也就是医学层面上解析博客。如果你觉得前面几章更多的是理论方面,或者是"医学公式"的话,这章可以看作是这些理论的实践,或"公式"的应用。这些博客的出处列在后面的参考资料中,供全文通读,品尝它们的"原汁原味",也可供考证,这里只是为你在这茫茫的博客中指点"迷津",算是导读。你不妨把它当作"抛砖引玉",写出自己的博客。

先介绍我们来自五湖四海的平民作者。

作者笔名	所在国家/地区	发表时间	表 题	网站(网址见参考资料)
nice宝贝[1]	中国	2011年7月29日	顺产经历:从疼到生1个小时顺产8斤半男宝宝	百家胎教家园

（续表）

作者笔名	所在国家/地区	发表时间	表　题	网站（网址见参考资料）
Jiawenbest[2]	中国	2011年7月15日	经历了才知道，顺产并不可怕，原来这是真的！	百家胎教家园
半拉丫头[3]	中国	2010年8月31日	我的剖腹产经历，谢谢我的好老公	百家胎教家园
Cycy[4]	中国	2011年10月19日	36小时蜕变——我的生产记录	新浪博客
Fionalin[5]	中国	2008年6月25日	我的顺产经历. 准备生产的姐妹们来看看吧，好详细哦	育儿网论坛
心灵宣泄[6]	日本	2011年7月4日	我在日本的生产记录	新浪博客
佚名[7]	丹麦	2007年9月13日	瑞典怀孕，德国初检，丹麦分娩	中国孕妇网
施静妮[8]	瑞典	2009年6月11日	在瑞典心惊肉跳的分娩经历	全球医院网
紫飘凌[9]	中国台湾	2009年10月27日	我在台湾的顺产过程	百家胎教家园
就爱大猫猫[10]	新加坡	2009年3月29日	在新加坡无痛分娩顺产的回忆年升级版	新浪博客
细细小丸子[11]	新加坡	2008年11月10日	写写我的生产经历	狮城论坛
杰妮儿[12]	新加坡	2009年11月8日	康生生产经历分享	狮城论坛
未知[13]	沙特	2007年12月7日	沙特阿拉伯不推崇母婴同室	太平洋亲子网
ymcanada[14]	中国香港	2011年5月9日	去香港生宝宝的亲身经历	百度
April[15]	法国	2011年7月20日	我在法国的顺产过程全纪录	新浪博客
佚名[16]	荷兰	2011年8月18日	我在荷兰生Baby	搜狐母婴社区
MiniSpoon[17]	中国香港	2011年7月4日	baby spoon香港超级顺产记	新浪博客
阳小样儿[18]	中国香港	2011年6月9日	香港港安医院生产记-阵痛3小时顺产	新浪博客
风华绝代石榴姐[19]	加拿大	2006年12月28日	我的生产日记 '!～!～!	加拿大家园论坛
饼干盒子[20]	加拿大	2010年9月4日	ST.JOSEPH 'S HEALTH CENTRE生产经历	加拿大家园论坛
Ray_chen[21]	加拿大	2010年7月30日	Richmond Hospital生BB经验分享	加拿大家园论坛
Hoochie[22]	加拿大	2010年10月5日	加拿大Richmond Hospital生产经历	加拿大家园论坛

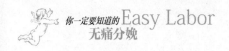
（续表）

作者笔名	所在国家/地区	发表时间	表　题	网站（网址见参考资料）
江南[23]	加拿大	2007年1月14日	从我的分娩经历看加拿大医院的优与劣	加拿大枫叶家园网
璐璐lz[24]	加拿大	2011年2月24日	加拿大的无痛分娩！顺产+无侧切！	美中宜和
纽约Summer[25]	美国	2011年2月12日	无痛分娩顺产经历	新浪博客
清水淼淼[26]	美国	2007年12月3日	我在美国的无痛分娩经历	搜狐母婴社区

产前检查

也许产前检查有大问题的就没有心情来写博客了，在博客中说起产前检查的并不多，更多的是介绍一些当地的医疗体系。中国的医院大多是以医院为单位的集体负责制，孕妇自己保管病案，助产士管顺产，产科医生管产钳、吸引器助产或剖宫产。最好的方式是产前教育有分娩镇痛介绍和参观产房，产科医生从产前、产中到产后一包到底。当然，最新的产前检查中，有一个是否需要见麻醉医生的选项，主要针对你现有的内科和产科与麻醉有关的疾病，让麻醉医生心中有数，避免在你需要麻醉时措手不及。这是本书反复提及的"预见性医疗模式"的一部分。

在日本的"心灵宣泄"描写了一下那里的产房，讲述了产前参观医院的待产室和产房的经历和心境，写上了一句耐人寻味的话："那时候期待着早点住进来，但真正住进来了，又是另一番心境，恨不得生完赶紧离开这儿。"

在新加坡的"就爱大猫猫"感觉第一次看病时间最长，并非常吃惊地发现，那里的"B超就在医生办公室里做！而且想做就做！"反倒顾虑多做B超对孩子好不好。

在丹麦的一位"佚名"妈妈把产前检查描述的比较详细，谈到了B超19周检查孩子的心脏，24周检查孩子的四肢五官，产前1周推断孩子的体重身高,自己的产前体重增加程度,产前 1 个月和老公去看医院、换医院的原因和经历,提到产前参观产房、病房、了解生孩子的有关信息的情况。

如果你没有听说过胎儿要"减肥"的(产科"预见性医疗模式"的一个体现),就看一下在美国的"清水淼淼"妈妈的博客。你可能会感叹"什么都得从'娃娃'抓起"! 当然,不在乎的也有人在。在加拿大的"璐璐 lz"的朋友和"风华绝代石榴姐",一个绝对不在乎,一个借故怀孕,大吃大喝。

遇到异常问题又会怎么样呢? 在新加坡的"就爱大猫猫"在 24 周的糖筛(OGTT,糖耐量试验)阳性,不幸确诊为妊娠糖尿病。接受营养师的指导,详细介绍每天的饮食,从早餐到晚餐,从点心到水果到加餐;和受不了偷吃,血糖超标,医生动真格,最终血糖、体重、羊水理想控制的全过程。这又是一个产科"预见性医疗模式"的例子。

在决定在家生还是去医院生和顺产还是剖宫产的思想斗争中,最具体要数在荷兰"佚名"妈妈了。在介绍了荷兰有关助产师,产前检查,孕期知识,分娩指导,上门服务,带医疗设备到家接生之后,谈到了自己对在家里生育的心理障碍,争取到医院生产。接着她面临"剖腹产还是自己生","第一胎是剖腹产,第二胎还可不可以自己生"的难题。朋友的经历,老妈的说教,医生的解释,还有荷兰的历史回顾……是一波又一波,层层又叠叠,思想确实斗争了一番!

产痛是我们知道的,无痛分娩是我们想知道的! ——产前教育的空白

尽管在网上搜寻时用了"无痛分娩"等关键词,找到了 26 篇博客,

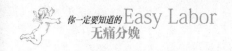

但很少有谈及产前教育中讲产痛准备的。网上到处可见"有哪位是用无痛分娩的,请拿出来晒一晒吧"的呼喊声也就不奇怪了。似乎我们的准妈妈们都知道产痛是一条坎。

中国的"Jiawenbest"看起来一直在网上"潜水",看了同胞姐妹们好的、坏的、痛的、不太痛的描述,尽管一开始就打算要顺产,但还是忐忑不安。最后"发明"了胎教新方法,时不时告诉自己和肚子里的宝宝,"我们要顺产,我们要平安。"据说很灵验,号召准妈妈试试。

中国的"半拉丫头"害怕耻骨联合分离,她的决定正好相反,怕太痛,自己过不了那个坎,提前一周剖宫产。

在加拿大的"江南"妈妈的决定绝对超前,说加拿大崇尚自然分娩,铁定了心不用医疗介入,不用无痛分娩,要切身体会做母亲的自然全过程。从姐妹篇中的《你不是第一个要求无痛分娩的》那章中可以知道,北美的这一"学派"让这位华裔,坚信了自己的决定。

在中国香港的"ymcanada"在谈无痛分娩体会前告诫大家,为了母婴健康,深思熟虑理所应当,晒了晒自己的无痛分娩经历,供大家参考。

分娩的自然启动和疼痛——入院前的徘徊

我们的准妈妈们对这个问题的挥墨最多,归纳起来四个字——忐忑不安。也许,我们产科医生都得像"就爱大猫猫"的 Dr.Yeoh(姚医生)一样,有个明确条条框框,"教给三大注意,即在三种情况下要立即联系她并赶到医院——这个在中国医生肯定也会交代的,就是破水、阵痛、出血三样。"——产程启动三部曲。虽然这中间有疼痛的问题,现在的产科麻醉还没有涉及这一领域,也就是说,这是产科麻醉的空白,这不该是"无痛分娩(椎管内分娩镇痛)也不能完全无痛"的"佐证"?

"清水淼淼"的三部曲长驱直入,肚子痛、热流从下体出来破水、有血丝,1 小时搞定。

"江南"的三部曲如期进行,见红、宫缩、倒是没有提到破水,子宫颈扩张到 5 厘米(指)进产房。赞赏了一番产前参观产房对整个流程有心理准备,感叹了一通医院先进设备和温馨舒适的产房、产床、卫生间、背景音乐、按摩浴池,还在按摩浴池里放松了半小时减轻疼痛。

在法国的 "April" 的三部曲折腾了一天一夜。半夜痛醒,痛得翻来覆去睡不着,等着入法国医院的必要条件——破水,却发现是见红,虚惊一场。疼痛强烈的时候去洗洗澡,还做了一大堆事分散注意力。最后,一阵剧痛,上厕所,"突然一阵撒尿的声音",破水了,去医院了。字里行间还看到,想剖宫产走捷径在法国是行不通的,所有产妇都得先顺产,医生决定是否剖腹。

> 有时候可能说得容易,掌握分寸上比较难。妈妈们一怕去医院晚了,更怕被医院赶回家!

在美国的 "纽约 Summer" 的经历是围绕着 "羊水" 展开的,4 天中和丈夫讨论来讨论去,不外乎:"是不是破羊水了?""有多少羊水?"最后,肚子痛得快走不了路,才不顾老公翻来覆去对她要被医院退回来的警告,奔赴医院。

在加拿大的 "风华绝代石榴姐" 没有为羊水一事揣摩,直接去了医生那里。可那位医生没有检查确定羊水是否流出,但告诉 "石榴姐" 放心回家,子宫口没有开,不是马上会生。

在加拿大的 "Ray_chen" 的凌晨篇更多的是琢磨三部曲中的 "疼

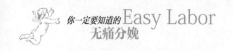

痛"。精确地记录疼痛的时间、性质、程度、持续时间,决定出门去医院当时,见了红。到了医院,护士发现她的宫口只有2指,虽然胎头也已经很下面了,却还是被拒之门外,回家休息。

在中国香港的"阳小样儿"的亮点是阵痛后3小时生下宝宝。但她的惆怅也是3小时。先是"梦"宫缩痛,进而主题过渡到见红,又回落到真正的宫缩痛……最后进行到破水,痛到不想说话憋气,医生让马上去医院。

中国的"cycy"也是如此,见红后,疼痛不严重,去医院后,被医生赶回了家。后来痛得站不住了,一家人开赴医院。

> 有时候,医生掌握住院"政策"的分寸也不一样,真是让这些产妇为难。

在加拿大的"hoochie"的家庭医生捅破了羊水,觉得有点绿让去医院。到了医院,新的说法是清的,退回家。10个小时后,再去医院,护士查宫颈和家庭医生早上检查的一样,也是2指,却又让留在医院。

在中国香港的"MiniSpoon"到了医院后,告诉护士破水了,着急着入院,阵痛终于降临,好不容易躺到了医院的床上,医生来了又抱怨为什么不早来,"破水好几个小时了会宫内感染的"。

> 我们国内的医院大多是很早就让准妈妈们住院,很人性化,不用怕打发回家,让你省心不少。但三部曲依旧,郁闷不减。压力来自不同的角度。

"Fionalin"是个典型的例子。预产期前3天,见红去医院。胎心不好,说是要马上开刀,结果是仪器没有放好,被吓得不轻。由于没有经验,把疼痛－宫缩琢磨了一天。结果等来的是哗啦哗啦地破水。又回到疼痛－宫缩的等待,一等又等了 12 小时。到了真的产痛来临,Fionalin 开始"强忍着不哼声",用"腹部呼吸法",后来痛得双腿打战。持续了 3 小时后,宫口开到 3 指进产房。

"Jiawenbest"的顺产也和"Fionalin"一样,在最后的一周里,兴奋、紧张、焦虑,也比预产期提前 3 天,也是从见红开始的,也是马上去医院,到了医院 24 小时什么动静都没有。医护人员问来问去问肚子痛了没有,虽然害怕产痛,可被问得不好意思,居然盼望起疼痛来了。之后,算盼到了肚子痛,也只是一点点,宫口并没有开。又过了 24 小时,痛得坐立不安,用上了所谓的呼吸法,但实在没有用。"老看怎么天还没亮啊,这个夜晚实在太难熬了"。

> 如果等待什么时候去医院和等待疼痛的来临是痛苦的,来回改动生小孩的计划,一定更不好受。

中国"nice 宝贝"在预产期前一周去产前检查,B 超一做,医生说胎儿大羊水少,赶紧住院剖宫产,不然胎儿会缺氧。吓得"nice 宝贝"去了另一家医院检查,结果一样。住不住院、可不可以住院,整整奔波了 24 小时。次日,住好院,一系列的检查、病历、体检、知情同意……后,又说是"nice 宝贝"条件好、胎心好、宫口开、宫颈成熟度好,还是先试产,不行再剖宫产。过了 2 天,什么动静都没有,"专家"在所有的预报都没有成为现实后,依然决定打催产针,20 分钟以后,肚子开始痛,痛得受不了抱被子咬被子。终于到了宫口 5 指了,进了产房。

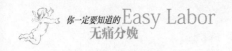

引　产

上面这例 "等不及" 式引产,让人联想到前面《给世界意外……》中提到的"选日子"的合理性。当然这里不是择期剖宫产,而是择期引产。有些 "等不及" 式的引产并不是择期的,比如羊水破了时间太长,容易感染,也许上面的一例属于这类。

> 择期引产主要包括,第一胎过期 2 周(即怀孕 42 周),第二胎以后满 38 周和高危妊娠。

正常的过期妊娠会是怎么处理的呢?

在瑞典的 "施静妮" 害怕小孩出不来一直不停地外出锻炼走路。到了最后期限前一天,进住医院催产。检查完后,得知在没有任何感觉的情况下宫口开了 2 指,夫妇俩狂喜了一番,让 "施静妮" 误以为生孩子也没有那么痛苦和困难。她引产的第一步软化宫颈口有点痛,然后一天下来没有动静,加上产房几乎没有声音,安静得着急,不停地想大便跑厕所,时不时想用力。

在日本的 "心灵宣泄" 的 "过期" 从沉闷、纳闷、委屈、到咆哮、度日如年。最后医生终于在一个长假前住院挂催产针,了却了心愿。

在加拿大的 "饼干盒子" 却是顺便 "选" 了把日子。这也巧,自然产程也就在选中的那天启动了! 三部曲的见红、疼痛一大早出现,因为 GBS(一种细菌检查)阳性,怕破水前没打抗生素,赶紧去了医院。比引产时间早到了 1 小时,精确度可真不一般。

新加坡的"细细小丸子"也选了日子引产，但还是紧张和兴奋交织着。

> 正常妊娠 42 周了，在哪儿都得引产。相对来说经产妇的过期妊娠就简单些，38 周后（满了 37 周）什么时候都可以引产。

在新加坡的"杰妮儿"是个经产妇，因为胎盘老化的原因，37 周检查时医生出乎意料地让晚上 11 点催生！"杰妮儿"嘀咕着怎么个催法，第一次的产痛让她心有余悸，"谁说生第二个就不能害怕了呀？就是知道要再受一次痛苦才怕啊！"入院、清肠、准备人工破水、阵阵暖暖的水往外涌……

> 高危产妇需要在一定时候引产，妊娠糖尿病只是其中的一种。

有糖尿病的在新加坡的"就爱大猫猫"，虽然是第一胎，过期妊娠前也必须引产。

入院后的主题曲

全自然

> 除了关心小孩是否好以外，在产程启动三部曲后，开始了交响三曲，疼痛、宫（颈）口、便意（大便的感觉）。

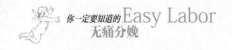

中国的 "Jiawenbest" 去了家部队医院，在 "军纪" 下生小孩。当天只有自己一个人，医患一对一，人工破水，脱了裤子躺着，痛时让下蹲，不痛站起来，不让叫。医生在一旁看书，没给笑脸，说不叫也能生出孩子，吓得她也不敢叫，只能低声呻吟，最后宫口开全，爬上产床……

中国的 "Fionalin" 虽然没有 "军纪" 下的恐惧，经历却是更恐惧。先是痛得双腿打战，"争取" 早点进产房。还没有高兴过来，发现自己犯大错：进了产房意味着在冷冰的产床上 "孤军作战"，鼓励、支持、握手的人都没有了。痛得发抖、大口呼吸的 "腹部深呼吸法" ……什么都没有用。想忍着不叫留着气力生产时用，实在忍无可忍哭叫不已，死去活来……接着，好不容易说可以接生，产床又有问题，有劲使不上。接下来，说是胎头位置不正， B 超也变得不可信，又是胎心开始减慢，说试产失败，要剖宫产了。到了后来，"Fionalin" 觉得到了这份上挨一刀不值坚持顺产，医生又要家人签字手术，而家人又站在产妇一边，老乡医生也没有帮上忙……在姐妹篇中提到过产房中的荆棘丛生，就是指这类情况。这已经是有过之而无不及，有点硝烟弥漫的味道了。

引 产

> 顾名思义引产是入院的时候产程还没有启动，也就是说，她们得同时经历 "三部曲" 和 "交响三曲"。

在日本的 "心灵宣泄" 对引产的描述很具体，概括了将近 24 小时的过程。从服药，想象孩子降临时的情景，产痛开始，打催产针，到最后使了不到 10 次的力，不仅仅是描写了过程，还有很多细腻的、符合情理的心理活动，尤其是对产痛的程度，针对性的方法以及效果，用词并不华丽,但细细入微、不偏不倚。"下腹有点不舒服"、"像来月经的那种疼"、"一阵一阵的疼着"、"走不动路,只能在床上呻吟了"、"不紧不慢的疼着"、"痛感不如之前强烈了"、"阵痛再次袭来"、"痛苦的受不了"、"阵痛一阵一阵的冲击"、"难过得要命"、"尽管一忍再忍,我还是能听见自己发出的声音。那种原始的、痛苦的声音,谁听到都会是一种折磨"……大家都知道的、产前准备好的办法,在姐妹篇中提到的水疗、陪产、按摩、呼吸法的效果又会是怎么样的呢?从文中充满了失望、茫然、"被动挨打"……和唯一想试没有试成的剖宫产的整个过程中,答案是很显然的:都不管用。文中的矛盾心理让我们看到了准母亲的不知所措、失控。从开始希望老公寸步不离,到"突然不希望老公陪在身边";从开始称呼小护士、护士、胖胖的护士、"叫千叶的小护士"、千叶(直呼其名)、值班护士、姓金的护士,到叫护士长星野、胖胖的星野……让我们看到,身边的医护人员成了这位母亲的唯一希望。这位母亲的笔名就是在呐喊!这个故事更让人心颤!你可知道这是一个非常平常的产房故事,只不过这位母亲把它真实表达了出来。

"人间地狱"——不祥之兆

说"产房真的可以称为人间地狱"的中国"cycy"的折腾可谓悲惨壮烈。这位代号是"＋9床"的准妈妈在产房里和疼痛浴血奋战了20个小时之久,溜达、反复排空膀胱、"生平第一次这么渴望 db(大便)!",宫口就是定格在 1 ~ 2 指,最后宣布难产、剖宫产。正如现代研究指出,这类准妈妈的产痛是绝对的难忍,问题多,对分娩镇痛和现代医疗的依赖性高,也是高受益的群体。浴血奋战在这里已经不是形容词了,"流出一大块血块,从来没见过这么大的血块","流血已经相当厉害了,连医生都不放心我一个人在待产室了,而是破例让我这个待产的孕妇去了产房"。"cycy"在描述产痛和对付产痛的办法的文笔上可以和在日本的"心灵宣泄"媲美，但内容更为凄凉、悲壮，还出现了"剧烈的阵痛让我开始呕吐"的程度。人文关怀上，没有昵称为"哥哥"的丈夫在身边，除了"其他孕妇都很羡慕我"的疼痛外，医护人员以爱理不理为基调；对出血量大有点反应；找了熟人后的反复检查，除了心理有感觉以外，以肉体上却是更多的痛苦；不知有没有用的预测给人一点希望；"新接班的小护士扶着我，帮我脱鞋帮我盖被子，让我觉得很感动"。

"cycy"在产房的"长期"蹲点，还把先来后到的产房同伴描述了一通，也对生孩子和上产钳有了更深刻的了解。"+15"（另一位产妇的代号）一进来就大喊大叫，后来叫声惨烈，强烈要求剖宫产，上产钳，孩子掉了一大块皮，小孩没保住；而"36床"的短平快，破水、3指、很快有了拉粑粑（大便）的感觉、孩子哭声起妈妈叫声落；新进来的孩子露头卡住，用产钳，孩子哭声，她下身惨不忍睹；又进来的孕妇因为小孩畸形挺厉害来引产，术后妈妈大哭；再进来两个孕妇，倒是比"cycy"进展快。

如果有人说，别人都行，你也行吗？随着麻醉医生进了产房，这一切都在变……往下看！

氧化亚氮镇痛和其他

尽管花了不少时间寻找其他一些分娩镇痛方法，如氧化亚氮镇痛，全身药物镇痛等，能够得到的例子并不多。以下几则让你解解馋。详细、系统的内容请参看姐妹篇《你一定要知道的无痛分娩——来自哈佛的完全解答》的第六章。由于在那个章节里提到的方法，常常掺杂在这些博客的字里行间。特别老公（陪产），洗澡（水浴）、家庭式的环境、医护人员的态度、呼吸法、分娩凳等等都是一些办法，当然还有全身性的止痛药物吗啡、氧化亚氮之类的。

在加拿大的"Ray_chen"开始阵痛去医院给了吗啡针后回家,还洗个澡,痛感减轻,能安然入睡。可药性一过,阵痛再起,还想吐,又洗澡,吃什么吐什么,再去医院宫口5指,羊水还突然破了,护士让其楼道中散步助产,疼得厉害时用吸氧化亚氮缓解。生完之后后悔当初没有选择硬膜外镇痛,"建议JM(姐妹)们还是使用无痛分娩(硬膜外)吧,因为到了开到八九指的时候那个(氧化亚氮)对于我们来讲真的一点作用都没有"。在瑞典过期妊娠催产的"施静妮""不停地用热水冲肚子划圆圈,希望能减轻一下疼痛,到了宫口开全了还全然不知。到了产房匆忙得连自己怎么上产床都记不得了,却还记得"产房好大,里面干净得像宾馆的一间标准间。墙壁上还有图画,柔和的灯光,让我紧张的心情放松了很多"。她的抱膝盖用力不得法,用了一个空心的,半圆形的特殊的凳子(分娩凳)。虽然"施静妮"在产前培训时知道瑞典医院里有包括氧化亚氮、硬膜外镇痛、针灸等减少产痛和不到万不得已不剖宫产,但在老公、温馨的环境、特殊的凳子陪伴下把小孩生了下来。虽然还没有前面几位的惊心动魄,也有了充分准备的,最后还是以"说老实话生孩子还是没有我想得更疼和痛苦!"验证了姐妹篇中的一个大多数过来人的说法:没有人全准备好了。这位妈妈让你知道,"生孩子最痛苦和漫长的其实是阵痛和宫颈口打开时,其次还有一大关口就是孩子头要出来时",也告诉你她曾经也有放弃的念头,最后一段是无法自我控制的。

在沙特的"未知"妈妈不但在异国他乡遇到了中国的援外护士,也得到了对中国老外网开一面的特殊照顾,让丈夫陪产。这位妈妈对用氧化亚氮,有过一番思想斗争,典型中国母亲的想法——怕对孩子不利。"到了后来,还是忍不住了。"

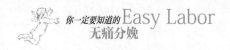
椎管内分娩镇痛

一看二想三通过

> 在产程中,根据情况改变主意的,不禁联想《哈佛篇》中那位歌唱家的反省——放着安全有效的分娩镇痛方法不用,和产痛作斗争是想证实什么呢? 何乐而不为呢?

看看在加拿大的"风华绝代石榴姐"对分娩镇痛的思想斗争,也许你会对产痛有更充分的思想准备,不要像在加拿大的"Ray_chen""生完之后后悔的要死"。持续 24 小时,每 5 分钟一次的产痛,尽管一直得到老公的支持,可生理的极限是不可抗拒的。看到疲倦不堪,上下眼皮打架,每每为自己阵痛呻吟的痛苦而流泪的丈夫,实在是一种比疼痛更折磨人的痛苦,让"石榴姐"泪流满面。看着心爱的人承受一生中最大的痛苦,而无能为力的精神折磨比产痛更痛苦的说法让人耳目一新。要还是不要无痛分娩的思想斗争在"既然医生说对宝宝没有危险,而且又可以让老公安静地休息一下,我到底要不要上???(注:该是硬膜外吧?)我在挣扎,因为之前已经说过坚决不要,怕自己以后有后遗症,可是现在看到一个人的痛苦变成了两个人的,也或者是三个人的痛苦,我有一点动摇了。"在"石榴姐"食言以后,"真的就是什么疼痛都没有了,只是能感觉到一次又一次的宫缩","老公很安心地睡了,看着他睡得很宁静,我觉着这个无痛分娩上的值,真的,也许以后我会为自己今天的行为负什么代价,但是一个人的痛苦可以解决两个人的问题,为什么不呢?"如果"石榴姐"知道现在的研究结果——减少了新生儿的窒息率和死亡率的话,的的确确,硬膜外分娩镇痛让三个人的痛苦全然没有了。

理念极超前的在加拿大的"江南"在经历了四五个小时的煎熬、在人工破水的那一刻,已经"无法用呼吸控制"了,改变了初衷,"向医生、向医疗干预投降",要了无痛分娩针。

姐妹篇中一位麻醉医生在自己用硬膜外镇痛前,尝试一下产痛的味道,倒是情有可原,放着安全有效的分娩镇痛方法不用, 和产痛作斗争是想证实什么呢? 怕食言? 爱面子? 还是想变成英雄? 或是想用一生最痛苦的事换成一生的荣耀……

如愿以偿的早期分娩镇痛

在新加坡选日子引产的"细细小丸子"知道自己"从小连打针都会怕",嘲笑自己"连当妈妈最基本的产痛都怕得要命",对护士提议的"你要感觉一下产痛?"吓得心跳加快。在打催产针、宫缩痛来临之前,让医生赶紧打上硬膜外镇痛。可谓自知之明。

经产妇马上用无痛

作为过来人生第二胎、西安去香港的、把麻醉医生称为救星的"MiniSpoon",毫不犹豫地选择了无痛分娩。等待救星的到来,等待把硬膜外放到确切的位置、等待麻药发挥作用成为她的心病,"运用了瑜伽的呼吸法来缓解"这个过渡区的产痛。在医生让用力时,没有多久就诞下了她的宝贝。除了无痛分娩背后的针眼之外,"完全没有撕裂侧切和任何伤口,没有过多的疼痛"。

中国内地也已经有了产程早期的分娩镇痛,但网上没有找到博客。

引产前用无痛

那位过期引产的新加坡"杰妮儿"半夜开始手上打上催生针,肚子上绑上监护宝宝心跳的带子,腰背上插了麻药管,身边的大皮椅子上躺着老公

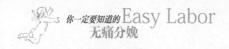

随时待命伺候，全然无痛地、很舒服地躺着看电视，"像是来度假一样"。

不痛也打无痛

加拿大"璐璐 lz"虽然破了水、宫口已经开到了 4 指还是没有产痛，因为麻醉医生要去手术，无痛情况下也做了无痛分娩！在这份博客中，提到了一些在姐妹篇第六章中描述的减痛手段，家庭环境、供水浴的浴缸、老公的陪产。还提到了西方为产妇安全的最新理念：到医院后的禁饮禁食，打上盐水，母婴生命体征的监护，防止充溢膀胱阻碍产道的导尿管，紧急情况下的抢救设备……对分娩镇痛后的发热也点到了。不禁让人怀疑作者是位懂医的人。

已经破除了三指关！赶快给我无痛！

椎管内分娩镇痛要等到三指以后的所谓"三指关"已经在专业文章、你的医生那里和博客中反复出现。原因是 20 世纪 90 年代有个设计不完善的临床研究得出的结果。这个"紧箍咒"在 2005 年以后，首先被美国西北大学辛迪·黄（Cynthia Wong）医生在《新英格兰》杂志上的文章[27]打破。以后又被包括中国在内的很多国家的研究证实，2006 年美国妇产科科学院更正了产科的临床指南，宫口 3 厘米以下的产妇从此以后不再是椎管内分娩镇痛的禁忌证了。你可以详细参见《美国人吃鱼和中国产妇的无痛分娩》一章。从以下几个例子中，你看到，这个时间段的等待绝对不好受。

在加拿大的"饼干盒子"痛痛停停，深呼吸深呼吸了几个小时，终于到了宫口开 5 指了，"麻醉后，人就舒服多了，可以感觉得到宫缩，但是不疼了"。

在新加坡的"就爱大猫猫"到医院前，决定用无痛分娩，但一直等啊等，"好容易到了 3 指，麻醉医生来了。药效一起，疼痛大减！"

在美国的"清水淼淼"的等待没有像前两位那么"轻描淡写"，为了这个 3 指等了 4 个多小时，丈夫和母亲的陪产，家庭化的产房和洗浴设备给了不少温馨，但母婴的监护、导尿管、静脉让她感到"第一次这么给插上了满身的管子"，也让家人为她心疼着急了一番。这位曾经被肾绞痛折腾得受不了，"巴不得就晕死过去算了"的母亲最终疼痛紧密，开始了呕吐。她事先知道那里生小孩大部分都用无痛分娩，但是要在开 3 指以后。听说自己开到了 4 指，"开心，终于可以上无痛了"。麻醉医生让其坐在床沿，弯曲的虾米状，在"脊椎上扎上针，几乎没什么感觉，整个过程就几分钟时间"，"几乎是立竿见影的，我马上就不疼了"。回顾经历后，"清水淼淼"认为，"生孩子要一点都不疼，那是不可能的，即使是无痛分娩，这前面的一段时间还是会痛"。当然，现在这已经是老皇历了。

在法国的"April"也没有那么顺当，她把前面提到的各类管子和导线形象地比喻成"全副武装了似的"。也把产房比作了酒店，里面充满了"减痛"器械，助产士一直不停地安慰鼓励，呼气吸气，老公寸步不离，助产球，淋浴，把产前"上课时教的运动全做了个遍"，宫口却一直停留在 2 指，"痛的不行了，实在身体不受控制……疼痛不仅仅是在肚子上，整个腰都疼，疼到后来我根本没办法做呼气吸气……电视里那种大喊大叫的根本就不可能，疼痛来的时候，我根本就喊不出来，连呼吸都困难……又疼又累又困，又饿又渴，还恶心想吐……镇静剂效果并不

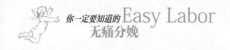
是很大,根本没有缓解一点疼痛的不适"。她从"心灰意冷","崩溃了",到了"苍天啊,想死的心都有,一点也不夸张。"又一例老公流泪了。不幸的是,"April"到了她的3指,同时也符合了医院的另一条规定:进院后12个小时宫口不到3指的,才用上了镇痛。等到了比爸妈还亲的麻醉医生,即使那麻醉针有多可怕,打麻醉有多痛,比起产痛"基本上就可以忽略不计"。最后的一个小插曲,描写的是一个紧急剖宫产、麻醉医生紧急反应和事后"助产士的脸就好像剖是件很不得已很悲惨的事情",与"在中国,人家都巴不得剖呢"的对比。

比起法国的"April",在台湾的"紫飘凌"的顺产过程的疼痛升级到全身发抖,也想到了死、喊了救命,把丈夫也吓哭了。她等到3指,又说要4指,打好了无痛,也马上有了便意,开始用力,几乎和无痛分娩擦肩而过。你可能觉得,这原本是不需要的,不是白等了。首先,现在没有必要等,即使是这种情况,第二产程(用力)阶段是"事故多发"区段,放置硬膜外导管有一个保驾护航的作用,能马上作为手术用的麻药管。前面提到的那个紧急剖宫产就是一例。

> 看来是该给镇痛的时候不给镇痛,给了镇痛起效不够快。这已经用一种叫联合腰硬镇痛的方法解决。

以前的规矩更多!

在美国的"纽约SUMMER"描述的一段经历,你也许还可能遇到。到了医院,三指关是过了,却要等1 000毫升(两大瓶)盐水注射完后,用于预防或减少无痛分娩后的低血压,结果从入院到完成无痛花了2小时,而硬膜外操作只有10分钟。结果产痛让她"号叫着"可还没有到发抖的地步,大量输入冷冰冰的盐水,倒是让这位准妈妈寒战了起来。现在研究发现,开放输液的预防效果比输完 1 000 毫升的更快更好。换句话说,只要开放输液就马上可以打无痛了。

有了"无痛"后是怎么个感觉呢?

美国"清水淼淼"的描述最为典型,"肚子一阵一阵的紧(宫缩感),宫口有压迫感,所以并不影响最后用力的,只是不疼了而已。"她还说出了一句和现在研究及其合拍的警句:"我想可能这就是无痛使第二产程加长了吧,不过反正也不痛,宝宝的胎心也很正常,我能做的就是等待。等待我的宝宝做好一切准备,来和妈妈见面。"尽管第二产程是否延长还没有定论,但关键的关键是母婴安全。

在加拿大的"饼干盒子"在镇痛前,和几乎所有写博客的妈妈们一样,很讨厌"内检",或 YD,也就是阴道检查。到处看到的是"很难受"、"很痛"以及无能为力。还有没有思想准备的,以为是肛检(以前确实如此),或怕难为情。研究的文献却没有针对这个项目的,也没有提破水时的疼痛。"饼干盒子"写道"……医生又来产检一次,这次麻醉了,就一点也不疼了,还给我破了水"。在进入用力阶段(第二产程)"开始觉得屁屁坠胀"。由于没有了疼痛,这位妈妈一直在嘀咕着什么时候给催产针和抗生素。

"无痛分娩"并不是"催产",等待是避免不了的

没有了产痛,在加拿大的"风华绝代石榴姐"变成无事可干,等待成为烦人的正事。也"发觉睡觉是最好的打发时间的工具,很快一觉醒来就已经 3 点了,也许是我实在是太累的缘故,毕竟折腾了一天一宿都没睡好觉了。"因为破水已经超过了 24 个小时,催产针剂量加大,但并没有出现很多没有无痛分娩产妇的产痛加剧,"再等吧,继续睡觉"。

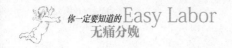

第二、第三产程的镇痛

完美典型的结局，一切在准妈妈的掌控之中

这其实就是前面提到了"分娩镇痛的鱼尾"部分，也是全程镇痛的组成部分，更是分娩的关键部分。硬膜外导管在这里已经不仅仅是用于镇痛，还是在紧急情况下手术麻醉的途径。

在美国的"清水淼淼"在那"漫长"的等待后，在护士高人的指点下，"每次宫缩开始的时候，就把下巴尽量的靠近胸口，屏住呼吸，往下用力，还让妈妈在我背后帮忙扶一把。……帮我喊，从一数到十，还帮我推着我的脚，这样更容易用力"，一切是那么的顺理成章。"清水淼淼"是"有感觉的，就是不痛了，腿有点麻"，也知道用力"就是像拉臭臭那样的用力就行了"。睡觉不仅仅是打发时间的最好工具，也让她养精蓄锐，不过她也没有像想象中的用了2小时，"才用了20分钟"，听到了婴儿的啼哭声。虽然，她并"没有预想中的兴奋和激动，只感觉世界一下子很平静"，但宫缩来的时候，老公、妈妈、护士、医生一起呐喊助威，准爸和准妈一样努力屏气用力，和准妈"竟然还有兴致回过头去取笑他，我说，又不是你生孩子，你用个什么力呀"，却是一道风景线！

在这个故事中，有一个细节你也许不会注意到，但和下身（会阴部）撕裂密切相关。很多过来人、助产士、产科医生知道，在最后用力的那一阵，更多的是自动的、无法控制的冲动。而恰恰这和有没有撕裂及撕裂的大小有关。为了预防撕裂，历史上出现了一种叫侧切的办法。研究证实，这种办法并没有达到预想的结果，还反过来增加了撕裂的机会，也增加了一种叫做盆腔功能障碍综合征：排尿、排便、性生活的障碍。1米75身高的西北大学芬堡医学院麻醉科大主任有三个小孩,前两次用了侧切,都出现了三度会阴撕裂(可能就是中国"cycy"描写的那种惨不忍睹的),最后一个没有侧切的,却反而没有撕裂。"清水淼淼"正在用力的时候,因为同一个医生要去隔壁产房产妇那儿缝几针,护士叫了停。这在用了氧化亚氮镇痛的在加拿大的"Ray_chen"都认为十分难受的过程,却是一笔带过了。大主任没有撕裂的那次和"清水淼淼"轻描淡写都受益于硬膜外分娩镇痛赋予的可控性。事实上,石家庄妇产医院发现,侧切率从原来的 75% 降到了 25%,撕裂没有增加,难产也没有增加。很多美国年轻的产科医生在住院医生培训期间见不到一例侧切的大有人在。也就是说,这已经不再成为防止撕裂的常规手段了,硬膜外分娩镇痛也已经减少了撕裂。"清水淼淼"在完成胎盘后,医生修补了轻微的撕裂,"只缝了三针"。缝针的时候,"只感觉有针穿过皮肤,也不疼"。"纽约 Summer"用了无痛分娩,"不感到疼,就睡了过去"。用了 7 个半小时开全宫口,40 分钟等待医生,复习演习了几次呼吸用力,用了三次力,孩子就出来了。从医生露面到生下来总共用了差不多 15 分钟时间。一切是那么的风平浪静!"我看孩子眼角都是水,就亲了一口,还是不敢相信这孩子真的是我的,我真的是做妈妈了"。

在加拿大的"璐璐 lz"朋友的用力或使劲也是有条不紊、快慢结合、"别使劲了等一下……使劲……力气稍小一点,再大一点……对就用这个力道,坚持,停一下,先不要使劲"使了三回劲儿,过了几分钟就听见哭声。没有一点痛,不紧不慢,把硬膜外分娩镇痛的益处表现得淋漓尽致。

在新加坡"就爱大猫猫"这种等待花了 20 分钟用力。"用了无痛是有些觉得使不上力,实际上力还是用上了的,只是自己感觉不到而

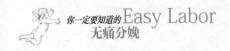
已"。她也是用了几次力,她的猫猫就出来了!在新加坡的"细细小丸子"到产房过了不到 20 分钟,宫口,已经开到 10 指了。又过了 20 分钟医生来了,"在医生来的不到 5 分钟内,我忽然听到甜甜的哇哇哭声,我的小公主降生了。……侧切缝完了……一点疼痛感觉都没有,再一次庆幸打了无痛针。"

> 　　如果说前面的内容是谈论椎管内分娩镇痛适应征和时机的话,下面的则是技术上的"排忧解难"。你可以在《无痛分娩中国行》那章中找到那份细则,里面有详细的路径,解决博客中描写到的那些不太如意的情况。从而也进一步证实,你的麻醉医生不在产房里驻扎的不可行性。从字里行间,你也可以知道,产科麻醉并不是那么简单的。

"上了麻药了,怎么还会这么痛?"——无痛不是无忧

一半的产妇是需要加量的

过期引产的新加坡"杰妮儿"虽然没有疼痛,还是一夜都没睡踏实,心里一直嘀咕这和那的:检查啦,宫口不开啦,挨一刀啦。到了 5 指后感觉到宫缩的疼痛,加大了药量,"还是能感觉到痛的,可是完全可以承受",她可能不知道可以是没有疼痛也能用力生下小孩的,也就是鱼和熊掌是能兼得的,得到上面说的那种"完美典型的结局"型。

在第十一章《无痛分娩中国行》提供的细则中的维持剂量是通过统计得来的，50%的产妇是需要自己额外加量的。首先，如果你能感觉到宫缩，你是不需要留一点痛的，只要能感到就知道协调用力。其次，你如果用的是"病人自控硬膜外泵"的话，你能"随心所欲"地给自己加药，不必顾忌过量。因为总量是限制的，你是不能无限制给自己加药的。还有，如果你开始感觉到痛已经来临，在琢磨要不要加药的时候，应该不要犹豫，马上加，因为药需要 15 ~ 20 分钟起效，你就会经历上面这位妈妈的情况。

不说合用氧化亚氮合不合理，管理硬膜外镇痛是需要修炼过的

比起上面的几位，后面的三位并没有那么幸运。在加拿大的"hoochie"有了无痛分娩后开始觉得不疼、又是半夜困了、也感觉冷，睡了。6 小时后开始非常疼痛，但肚子却不痛，也开始了发烧，孩子的心跳也加快，血压也上升。家庭医生赶来，说产程停滞，决定剖宫产；产科医生说，还是先催产加大无痛分娩的剂量。"还是非常疼，而且还是肚子不疼，大家仍然觉得奇怪……连最没用的氧化亚氮也来了"。让人坚信完全无痛是不可能的。其实产程中的镇痛管理是很有学问的，感觉上这个时候应该增加镇痛液的浓度，但这里却用了氧化亚氮。这镇了痛还是痛、说剖宫产又变成催产顺产的"hoochie"的第二产程，"只用了 20 分钟左右，就生出来了"。可能是护士的想不疼，就快生，别无他法的"恐吓"催生了。

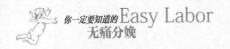

前面有几位说氧化亚氮没什么用，有时椎管内分娩镇痛也有阻滞不全的问题，只是比较少见。如果把椎管内分娩镇痛看作是一个条状无痛带，用黑白画的形式来表达。药物的浓度比作颜色的深浅，上下宽度是由药物的容量来控制。从博客中推断，前面这位妈妈应该是浓度不够大，应该"加深颜色"。下面两例无痛分娩的条状带要加宽，也就是加（容）量，"无痛分娩中国行"中的细则中有详细处理方法。

在新加坡的"就爱大猫猫"宫口开大的过程中，又开始疼痛，加些药，又好了。几个小时后，疼痛又来了，加了几次药却没有效果了，检查结果10指啦！怪不得，分娩镇痛的常规用药不起作用，猫妈已经进入了第二产程，这往往需要用大容量的局麻药才能解决问题。因为这时的疼痛输入神经变了。在加拿大的"风华绝代石榴姐"在睡梦中痛醒，也是同样的原因。10指了，小孩的头已经在口子上了！不过"石榴姐"喊法绝对有创意，每用力一次，"喊出一种食品，比如汉堡包，SUBWAY（一种三明治），意大利面，肉丸子，饺子"以填补她因为禁食而造成"胃空虚"，把护士笑得都不行了，轻松的1个多小时后，这个气氛被要用产钳打破。她"签了我想我这辈子都不可能原谅自己的契约，我想这个比喻一点也不夸张"！"一下，两下，感觉体内像被什么东西抽空了一样，有一种如释重负的感觉"，还没有反应过来，老公已经例行西方父亲第一次庄严的职责：把脐带给剪好了。小东西蠕动了一下，紧接着一阵响亮的哭泣彻底打破了当时的紧张气氛，"护士哭了，我的眼泪又一次流了出来，老公也是……"

瑞典怀孕、丹麦分娩的"佚名"妈妈，阵痛－去医院－宫口3指，建议无痛，还想忍忍。结果，剧烈的疼痛让等待变得"度秒如年"，这种等待，用再好的陪产也无济于事。痛的左右摆动让注射操作变成困难。还好听起来没有打穿硬膜。助产士"非常和善的找话题来分散我的注意……我实在是没心思……如果……就给我剖腹"。和前面几位一样，"无痛分娩把痛给消灭了，所以我只能看我身边的仪器，仪器上显示的是我的阵痛和孩子的心跳"。看来她还是关心着痛，感觉不到就看仪器。不是说到了丹麦只学会了睡觉，还不睡觉？到了用力时她恨力气不够、失去信心、用氧气、又想起了剖宫产、用了吸盘、加了侧切，3.33千克，53厘米的孩子最终出来了。字里行间没有感到在第二产程镇痛，看来他们那边也"不吃鱼尾巴"，那可是2011年的故事。

> 疼痛的神经传导是不一样的。第一产程是由胸腔段的脊髓神经管的，而第二产程是由腰骶(尾)部脊髓神经管的。出现这种情况，自己或让麻醉医生加药就可以解决疼痛的"反扑"。而且，腰段的神经比较粗大，不容易被用于第一产程的药物阻断，有很多时候需要额外加大药量，尤其是在使用产钳的时候。具体的内容在《无痛分娩中国行》章里。

一边痛一边不痛，又是咋回事？

在法国的"April"在分娩镇痛后，疼痛明显减轻，可是左半侧肚子还是很疼，自己加药，没好转，请来麻醉医生说也没办法，说是脊椎偏右。"乖乖，我就是盼星星盼月亮的好不容易打上麻醉，还得忍受半个

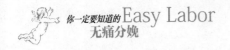

肚子疼,悲不悲惨呐"。这种情况不是很多见,却在博客上见到了。麻醉医生有时真的束手无策。这里其实描述了一件大家没有注意的小细节,但却是一个医学的大进步——宫口全开后,医生一直等便意,没有便意,不到 3 小时不接生。这是近年来的研究结果,分娩镇痛后胎儿和母亲都舒舒服服,各种临床安全指标都改善,已经主张多试产 1 小时,把用椎管内分娩镇痛初产妇的第二产程从 2 小时变成了 3 小时,经产妇则从 1 小时变成了 2 小时。还不主张过早用力,不到有便意不用力。这位"April"真的记录得很仔细。也把前几位妈妈描述过的那种,一个拉琴、五个指挥的壮观场面展现在你的面前。还争相教儿子说爸爸妈妈,"估计儿子会说的第一句话应该是中文吧"。老公履行爸爸剪脐带职责。妈妈没有侧切,一点小口子,缝一下就好。圆满的三口之家诞生。

> 有时候部分拔管,或拔管重新置管也能双侧镇痛的。原因都是些猜测,不是很清楚。

"用力推胎儿过程中却无法尽自己的最大能力"——过高的浓度?

在加拿大的"江南"觉得她第二产程中用不出力。在权衡利弊的过程中,产科医生需要为另一位产妇紧急剖宫产。"江南"无可奈何地选择了产钳,但这时医生的剖宫产还没有完。等待之中,她留恋起中国的短平快系统,"哭着对先生说我要回中国,我要对我孩子负责,我再也不想呆在这儿"。后来也没有交代是否用了产钳,只是交代了"半个小时后,孩子终于来到了这个世界,随着她那第一声清脆而响亮的啼哭,我也激动而放心地落下了泪水。"麻醉医生对局麻药浓度的选择,有不同的意见。从文章中的描述看,也许"江南"镇痛的浓度高了,也有可能她的产程真的需要这么长,"中国行"中的一位产程专家的研究发现,亚洲人的产程比一般的长。也就是说,她的等待也许是"因祸得福"。因为产程的长度也是一个很有争议的问题。

第二、三产程的疼痛

典型的全自然

全自然、没有无痛分娩的中国"Nice 宝贝"空着肚子躺在产床上,饿得发慌,全身无力。肚子疼得越来越频繁,肚子疼就赶紧用劲,实在是体力不支。打了局麻药侧切,"强忍痛苦,突然哗的一下,感觉肚子一下子轻松很多,下边不怎么疼了"得了个 4 250 克(8.5 斤)的儿子,满足了老公、婆婆的愿望。"侧切缝口时,感到了身体挺累,肚子饿……两个小时就起床如厕,只是侧切之后下面挺疼的"。

缝针比生疼

另一位提倡全自然的中国"Jiawenbest"生下了一位 3 400 克(6.8 斤)的千金。对侧切后缝针感叹"说实话,缝针比生疼"但还是号召"姐妹们,顺产真的不可怕,经历过才知道,为了宝宝,为了自己,崇尚顺产吧"。

也许那位拒绝剖宫产、坚持全自然的中国"Fionalin"就是听到了这个号召,"可能实在是太害怕要挨一刀","那老乡医生组织其他医生护士一起帮助我,两三个人在我的肚子上配合着宫缩和我一起用力。也担心着腹中宝宝,一股长力用下来,我根本不敢松气,这哗啦一下子,宝宝就出来了。"如愿以偿地生了个女儿。在缝针时才真正领教了什么是疼痛,大叫大喊贯穿了每一针,足足持续了一个半小时,把嗓子也喊哑了,还觉得"真挺丢人的"。

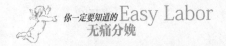
花了很多时间和努力想引用一段中国妈妈的第二产程分娩镇痛的故事，对不起实在是找不到。

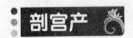

产房的元老最终难产必须剖宫产

中国 "cycy" 没有中国 "Fionalin" 和在加拿大的 "hoochie" 那么幸运，产程停滞了，宫颈口一直在 2 指，决定剖宫产，结束这种看不到终点的疼痛和痛苦。然而，她还是足足疼痛了近两个小时，等待很多的签字手续等等一堆杂事。在运送到手术室的途中，责怪医院的走廊太多太长，最想见的是麻醉医生，记得最后一次产痛是在手术台打麻醉之前，关心地问了一下"孩子好吗"？剩下的就什么也不知道了。困、冷、饿的组合，让她在手术台上没有全麻也一睡不醒。

择期剖宫产

比起那些顺产用无痛的、全自然、顺产转剖宫产的，中国害怕耻骨联合分离的"半拉丫头"的择期剖宫产经历算是平平淡淡。写了点手术前的一系列常规，提前一周开刀，前一天住院，不能吃喝一晚上，插上尿管去手术室，走前错过"和老公生离死别一番"，还有进手术室前那一刻的紧张。对麻醉的描述倒是很值得一读，"右手挂上了点滴，左手牵上了血压监视器……麻醉医师一边和我聊天，一边轻轻的就打进来了，我都没有感觉到疼只有轻微的酸胀。过了一两分钟，一股暖流从腰部往下缓缓而行，我躺在手术床上，试着动动脚指头，已经不听指挥了"。也改变了她事先听说以为"打麻醉针是很疼的"的，但手术中也发现，"虽然没有痛觉，但触觉还是有的，可以感觉刀子划皮肤……掏孩子那会儿特别难受,好像心肝都被撮出来,不是疼,是撕裂"。接下去的一幕,你也能想象了。

初为人母

在美国的"纽约 Summer"在一天以后才确确实实地相信自己是妈妈了,有了自己的心头肉。非常感谢无痛分娩,觉得再生一个也没有问题。想到自己的妈妈生 4 个孩子、其他姐妹生小孩没有用镇痛,从心底里敬佩这些无比坚强的女人。她"和还没有孩子的朋友说起,都是极力推荐无痛分娩。真的,我觉得没有必要去受罪。我不知道无痛分娩要多少钱,因为还没有收到账单,不过这个钱真的是花得很值。我宁愿吃粗茶淡饭,穿旧衣服也要花钱享受无痛分娩"。在加拿大的"璐璐lz"什么都很好。在加拿大的"江南"的小孩被怀疑有感染,后来又黄疸,最后什么也没事,却是勾起她对中国和加拿大医疗系统的感叹,也提到了新移民语言沟通问题。在加拿大的"hoochie"生完后还是觉得,自然生还是有好处的,"我当时就下地、洗澡了",可她没有太遵照坐月子规矩。最后对护士、麻醉医生、值班产科医生、甚至手术室被紧急手术占用都感谢了一番。

在加拿大的"Ray_chen"在最后说不喜欢医院的空调,太冷了。提到了双裸哺乳的方法。还详细列了一串建议,包括出生后洗澡,顺产撕裂缝针排尿后的冲洗伤口,奶泵怎么吸奶,婴儿车座的严格要求,换尿布时用的凡士林,以及医院提供的奶嘴的好处。

在加拿大的"风华绝代石榴姐"在 32 个小时艰苦奋战以后,发现自己的宝宝"是我这一生中见过的最漂亮最可爱的",也发现幸福就是"抱着宝宝依偎在老公的怀抱里",还告诉老公,"这辈子什么都不给我,我都已经足够了",最后的警句是"女人是容易满足的"。

那位在荷兰的二试的"佚名"妈妈产前写了不少,产程却是一笔带过,马上写上产后生活。说到了产后下地光着脚丫子满屋子跑,洗澡,医院吃的都是凉的、冰的,列出了一大堆西方产后食品,最后"知道啥叫吃'素'了"。医院不让带饭,"于是开始无比的想念那'荤'"。在沙特的"未知"妈妈在国外也开后门,沙特不推崇母婴同室,也不强调母乳喂养,半夜回病房,非常想孩子的时候,中国护士就破例把孩子抱来,让她饱了一下眼福。

在日本的"心灵宣泄"的小孩叫 QQ,4 030 克,惊动了四座。老公在数完了手指和脚趾后,向她报了平安。"心灵宣泄"这时才体会到情不自禁的含义,也有了幸福的泪水。

在新加坡的"就爱大猫猫"也没个坐月子的样子,洗澡刷牙,喝的是冰牛奶,吃的是提子、寿司之类的,第二天下床走动,一切自理。

在新加坡的"细细小丸子"回到病房间后两三个小时,侧切的刀口疼得她大哭大叫,吃了止痛药也没用,躺着坐着都会痛,下不了地,去不了厕所。但看着睡在小车里的宝宝,"痛马上全飞掉了"。在中国香港的"ymcanada"生完小孩 2 个小时后就下床了,自己去了洗手间,自己洗澡。虽然她提倡无痛分娩,但还是告诫他人,"毕竟每个人的体质情况不一样,要根据具体的情况作出适合自己的选择"。

在中国香港的"MiniSpoon"产后不忘说,"顺产没有缝针没有侧切没有伤口"。

中国"nice 宝贝"总结说她生孩子比较快又没有受很多罪的原因"是活动比较多,上班一直上到生"。中国的"Fionalin"的总结说,自己"有太多的懵懂无知,准备不足,当然再怎么准备也无法预知一切,做得完美的,因为计划赶不上变化哪"。她也许忘了说,应该随机应变。

顺利剖宫产后的中国"半拉丫头"3 天不能下床,没用镇痛泵痛得不行,生活不能自理,幸亏有位好老公。

不能否认无痛分娩是不能防止所有产科并发症的,并发症的恢复也与是否采用无痛分娩没有关联。"无痛分娩中国行"宁波站那位妈妈的故事但愿不是这样的严重的。人体上有很多叫半关节的关节,几乎所有骨盆的关节都是这类。产妇怀孕生小孩的过程中,这些关节会出现很多变化。耻骨分离至今对大家来说,只是听说过,没有见过,是罕见的情况,也是能恢复的。这不应该是害怕自然产的原因,如果你没有中过大奖,你得这种罕见并发症的概率也是零。

在加拿大的"饼干盒子"的宝贝生出来后很健康。但她自己得了非常少见的耻骨分离,达 4.3 厘米,两个多星期后复查,恢复到了 2.3 厘米。正常应该是 0.5 到 1 厘米。她的产后经历也就可想而知了。

这些有感而发的博客,也许匿名成全了它们的真实性。至少,从专业角度,它们出人意料地和产房里能够见到的情况相符。当然,发生的比例是极其不符的。在摘要的时候尽量保持了原有语句的风格,结合一些警句,实事求是的宗旨,能让你"目击"世界各地产房。专业上的详细内容,参考《无痛分娩安全吗?》《美国人吃鱼和中国产妇的无痛分娩》,当然还有姐妹篇里相关的章节。一句话,全世界的女同胞,全世界的华人女同胞,还有你,完全可以享受到好莱坞梦幻般的无痛分娩。

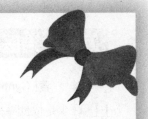

第十章

中国行队员的中国故事

迄今,有很多人甚至包括有些队员家属们也不理解为什么"无痛分娩中国行"的队员要用自己的假期和金钱来中国,帮助我们的产妇解决产痛,提高生小孩的安全性。这些队员是怎么样的特殊人群呢? 他们是怎么想的呢? 真有这样的"白求恩"? 这里不妨看看听听他们的为人处世。

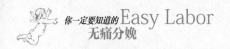
麻醉主治医生:

辛迪 · 黄(Cynthia Wong)医生 [1]

黄医生是位世界级的学者和受人尊敬的母亲,也是"无痛分娩中国行"的先行者和主力军! 她有 4 个女儿,2 个是自己生的,2 个是从中国领养的。最大的孩子刚刚念大学,最小的只有 15 岁。两次生小孩的经历在姐妹篇中细说了。"无痛分娩中国行"创始以前,她曾多次担任一个美国领养团的随队医生。胡灵群医生以前帮她翻译了很多份医疗诊断书。

她的治学态度非常严谨,西北大学芬堡医学院普林蒂斯妇女医院产科麻醉是她一手管理并完善成为世界数一数二的产科麻醉医疗教学科研中心。她总是全身心地投入,从来不计较个人得失。对人对己都严格要求,坚持原则,属于"人见人怕"的那种。由于临床和管理事务占据了她所有的工作时间,她每星期少做一天临床工作,来保证她在科研上的时间。(在美国,医生少做一天临床工作,可是要花大价钱来买这个"假期"的)2006 年,她在世界顶尖的《新英格兰医学杂志》上发表了"产程早期分娩镇痛不影响剖宫产率"的文章,让这个困扰了人们 10 多年的临床问题得到了解决。(让产妇不再需要等那三厘米的"鬼门关"了,如果还有人跟你说那 3 厘米的问题,那是流毒没有肃清的表现。从《神秘的产房……》的个例上知道,产程潜伏期,即所谓的早期可以长达 8 个小时。)她也从此得到了世人的关注,世界各地的邀请从来没有间断过。每年世界"产科麻醉和围生医学学会"年会上,她都是那种被人蜂拥着的人。她在世界产科麻醉领域的地位几乎无人可以替代。她如此忙碌,还兼顾审阅《麻醉和镇痛》杂志的产科麻醉部分。她同时也是《Chestnut 产科麻醉学》的四大主编之一,写的主要就是分娩镇痛这部分。

　　她对产科麻醉组的同事,也没有少关心过。年轻女同事怀孕了,她会亲自动手织件小毛衣作礼物。要知道在美国最贵重的东西就是手工做的,这还是从一个著名教授手上出的活,这件礼物就不同凡响了!每次在开会的时候,你总能见到她边听边手上织着毛衣,这成为她最醒目的特征,也是她最为享受的时刻。也许你以为她在开小差,但冷不丁,她会给讲课的人一个尖锐的问题,她的一心总是能够二用。每年的年终,她总是自己掏腰包,在产科麻醉组开个节日午餐会。

　　自从有了"无痛分娩中国行"以后,她有限的年休假,一半以上放在中国。从 2008 年的 10 天,到 2010 年的 14 天。2010 年在中国的时候,有人问她想不想家,她脱口而出:"怎么不想?"这还不算受胡灵群医生的委托,为了让中国的麻醉医生更好地了解产科麻醉,也为了帮助减少会议的开支,她竟然放弃了应该得到的讲课费,再次用自己的周末,到北京参加 2010 年中国麻醉年会的产科麻醉部分主讲,而周一又出现在医院上班。为了能帮助中国的产妇用上分娩镇痛,2011 年她在中国的时间延长到了 20 天!她知道中国产科麻醉需要她,中国的产妇更需要她!温州医学院麻醉系主任、中华医学会麻醉分会全国常委连庆泉教授 2010 年提名并获准,授予她"温州市雁荡友谊奖"。她非常珍惜地在 2011 年 8 月 21 日,带着她的大女儿,前往温州领奖。

　　她,一位带有 50% 中国血统的美国人,一个保留着东方人的谦虚和脚踏实地的作风的医学教授,让我们想起当年的白求恩大夫。我们中国的产妇不应该,也一定不会忘记她的。

李韵平(Yunping Li)医生 [2]

李医生的故乡是湖南。在给胡医生的信中他是这么写的。

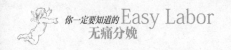

《来自一位产妇撕裂心肺的呼唤》

"在任何文明中,妇女的地位是文明发展程度的坐标;而妇女地位的最好的判断就是看她在分娩时受到的照顾。

——哈嘎特(Haggard),1929"

在美国做产科麻醉医生已经十几年了,最令人高兴的是看到产妇分娩镇痛之后,从疼痛的煎熬中解脱后,轻松愉快的笑容,以及健康活泼的新生儿的降生。换言之,你参与了这些准爸爸妈妈一生中最重要的章节。

美国产科麻醉过去的 40 年,是迅速发展、不断完善的 40 年。在我工作的哈佛医学院的教学医院,大概85% ~ 90％的产妇要求并接受了分娩镇痛。为什么这么普遍? 产科医生喜欢,完善的分娩镇痛并不会影响产程;助产士喜欢,产妇轻松,她的工作量也轻松些;更重要的是产妇喜欢,她的产科医生和她的朋友都会告诉她分娩镇痛的好处。而且,在美国,几乎所有的分娩镇痛的费用由医疗保险公司支付。

作为"无痛分娩中国行"的主要成员之一,我每年都利用自己的休假,来到中国的医院作无痛分娩的示教和交流。有一位产妇的经历,我至今也不能忘记。

那是 2010 年的夏天的 6 月,我参加了"无痛分娩中国行"。一天晚上,我与我们的麻醉住院医生和助产士值晚夜班。按常规,我们都会去看一看每一位在产房的产妇,不论她是否需要分娩镇痛。因为对每一位产妇的了解是很重要的,虽然她可能不要求作分娩镇痛,但可能在紧急剖宫产或出血不止时,她仍然需要产科麻醉医生。

我走进了一个有 6 个床位的产房,(房间有)2 个窗户,房间明亮。当时有 4 位产妇在那待产。在中国,医院一般将没有进入活跃期的产妇,集中在多人间的产房。进入活跃期后,产妇则转至单人间的产房。多人间的产房热闹些,有的产妇还没有强烈的宫缩,安静地在睡觉;有的产妇还不是很疼,轻轻地在呻吟;有的产妇则疼痛非常剧烈,声嘶力竭地尖叫。特别引起我注意的是,产房右侧靠门的那位产妇,她在产床上辗转不安,疼得翻来覆去,却试图忍受极大的痛苦而不大声叫喊。她像是受过高等教育的女性,很有自制力和自主性的女性。当我走近时,她苦苦地请求我们给她作分娩镇痛。她说:"我实在受不了啦,要不我去做剖宫产。"我轻轻地握着她的手,试图给她一些安慰,并简单地问了一些情况,确定她没有分娩镇痛的禁忌症之后我迅速地答应了。

虽然我们取得了中国的临时行医执照,但止痛药还是由本院的医生管控。这时,整个楼层就是找不到本院的医生。急得我直冒汗。后来我才知道,虽然这是一个超大的妇产医院,但并不像美国一样,产房没有配备专职的产科麻醉医生。晚上值班的麻醉医生人手更少。那天,所有的医生都在手术室全力以赴抢救一位产科大出血的产妇,无暇顾及产房的产妇了……

至今每当想到我没能为这位痛得无可忍受的产妇做我力所能及的事情时,我还觉得心在绞痛,觉得对不起她。我也想得很多。

在美国,每年有 2 000 ~ 3 000 分娩量的医院,每天 24 小时都有产科麻醉,随喊随到。在中国,为什么我们的产妇不能得到自己想要的分娩镇痛? 我们能从美国的分娩镇痛发展的漫长而艰难的过程得到启发吗? 这里我想简单回顾一下历史。

对于很多人来说,是上帝在自然分娩中安排了疼痛,解除这种痛苦会违背神的意志。1591 年,一位名叫尤菲拉蒙 · 马克阿林（Euframe MacAlyne）的苏格兰女人,仅仅因为在分娩时请求助产妇为她缓解产痛而遭到活埋。

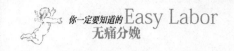

随着乙醚和氯仿应用于麻醉,1853年伦敦的约翰·斯诺(John Snow)医生使用氯仿为维多利亚女王分娩获得了巨大成功。分娩镇痛开始被其他所有人接受了。但其后乙醚和氯仿由于其毒性而被淘汰了。

1902年,联合使用吗啡和东莨菪碱静脉用药的"浅睡麻醉"在德国推广。但美国一些著名的产科医生对"浅睡麻醉"忧心忡忡,担心吗啡对新生儿呼吸的抑制,并认为吗啡剂量不足以完全解除产痛,加用东莨菪碱只是使产妇完全回忆不了疼痛。尽管如此,"浅睡麻醉"在中高层妇女中逐渐普及。加上女权运动的支持,国家浅睡麻醉学会在1914年成立,推动了女性要求分娩镇痛的权利。但是,由于"浅睡麻醉"的不良反应,一位女性支持者,1915年在分娩时死亡。由此,这项轰轰烈烈的运动遭到了反对。

在"浅睡麻醉"发展受挫时,区域阻滞的完善,特别是硬膜外麻醉的发明,使它作为分娩镇痛的选择而被研究。最初的硬膜外分娩镇痛,由于麻醉药用量过大,可能引起低血压及延长产程。20世纪90年代以来,通过在硬膜外给予超低量的麻醉药和阿片药的联合用药,产妇能获得有效的镇痛,而且能够行走,缩短产程,减少缩宫素的使用,并提高了新生儿的评分。

处于21世纪、经济迅速发展的中国,我们有先进的药物、娴熟的技术、坚实的经济基础,完全可以提供分娩镇痛的优越条件。母亲应有她们自己选择的权利,她可以选择分娩镇痛,也可以选择自然分娩,也可以选择剖宫产。但由于没有分娩镇痛而被迫选择剖宫产,是对妇女的基本选择权利的否定。包括医生在内,我们应尽可能地尊重她们的选择。

弗兰克·斯特拉齐奥(Frank Stellaccio)医生 [3]

斯特拉齐奥医生是2007年胡灵群医生在世界气道管理学会认识的老朋友,曾经在耶鲁大学工作。他现在在中国人都知道的杨振宁教授曾经工作过的美国纽约州立大学石溪分校的医学中心工作,喜欢麻醉的气道管理,也专门进修了产科麻醉。在温州站、台州站和宁波站,他重点放在产妇的气道安全,给当地的医生们讲授或演示困难气道的处理以及预见性方案。

在 2011 年 10 月芝加哥召开的世界"产科麻醉和围生医学学会"对外援助委员会的年度报告会上,斯特拉齐奥医生对与会代表说:"这是我经历过最好的医疗援助项目。"中国行"对中国分娩镇痛的帮助是前所未有的,影响也是巨大的。我清楚地知道,胡灵群医生是在用他的心说话,用他的心做事。我为中国能得到胡医生的帮助,感到幸运和高兴。希望我们现行各援助项目的负责人,多向胡医生取经,也希望我们委员会能在'中国行'这个项目的基础上,制定出一个框架,帮助其他援助项目。"他向在座的主持人杜克大学的阿什拉夫 · 哈比卜(Ashraf Habib)医生,以及罗马尼亚、加纳、埃及、 亚美尼亚、塞尔维亚等项目的负责人,介绍了"中国行"的一些具体做法。会后负责罗马尼亚项目、《你一定要知道的无痛分娩——来自哈佛的完全解答》的主译维吉尔 · 马尼卡(Virgil Manica)医生马上找到胡医生,要求加入"中国行",亲身体验"中国行",学习"中国行",来帮助罗马尼亚。

斯特拉齐奥医生在自己科室的网站上,回顾了他参加的两次"中国行"对中国的影响,以及"中国行"对他自己和他的住院医生的影响[4]:"医学是无国界的,到宁波站的工作令人格外难忘。我们不仅仅进行了多学科的交流和合作,还直接改变了当地医院在学术上的水平和临床上的实践,希望宁波和其他'中国行'的城市的产妇从此告别产痛,永远告别!

"到目前为止,从宁波当地医院的医护人员到医疗队组织者的反响都很好。虽然'无痛分娩中国行'和我 1998 年耶鲁大学到巴西马瑙斯的'微笑行动'(修复兔唇和腭裂)的经历完全不同,但希望本文能鼓励和(或)激励我们科的其他麻醉医生在一生中至少有一次这样的经历。有大量的公益性组织寻求医疗志愿者。我们麻醉医生有一个非常伟大的、专业赋予我们的特殊'礼物'——我们能减轻别人的疼痛和痛苦。世界每一个角落都需要这件礼物！把您的技能奉献给需要的人们吧！您会享受分享奉献的每一刻，一个难以形容和忘怀的经历！

"马克 · 吐温说过，'……世界上没有比到处旅行和与人交往再好的事了，他们让自己开明起来，并流露自己善良的天性。'"

夏云(Yun Xia)医生[5]

1983 年毕业于中山医科大学，也就是现在的中山大学中山医学院，后来去北京协和医院工作。1993 年在美国俄亥俄州立大学获得了生理学博士。他现在是俄亥俄州立大学医学中心麻醉医生，同时担任俄亥俄州立大学亚洲事务委员会顾问，医学院中国事务主任。他也是所有美国华人麻醉医生中在中国讲课最多的。1996 年至今，已经参加全国大小会议近 120 次，以一次讲两课计算，累计不少于 200 次。他发表专业文章 46 篇，参加过 6 部专业书的编写，两次在胡灵群医生主译的《循证临床麻醉学》中，担任副主译。美国华人麻醉医生中，他是第一个把产科和产科麻醉的内容写到中国专业杂志上的人(详见《中国馆没有的中国史》)。他也受胡医生的邀请参加过"芝加哥健走行动"杭州站的前期考察。夏云医生还是湖北武汉大学、浙江中医药大学、浙江温州医学院、湖北三峡大学、上海思博综合技术学院和遵义医学院的客座教授。他介绍了很多的中国医生到他所在的大学医学中心观摩学习。有时，他还管吃管住。

夏医生是"无痛分娩中国行"温州站（2010 年）和宁波站（2011 年）的领队。为了中国行，他把全家都动员起来了。太太和在大学读书的女儿担任翻译，在康奈尔大学读书的儿子参与管理团队的行政工作。

和他太太谈起这些,她说:"老夏每年都不闲着,一有空就往中国跑。"她谈到"中国行"时说:"对我们来说是一年一周的义工,可对那些妈妈们,是一辈子一次的事,'中国行'真是帮人帮到了实处。"

帕梅拉 · 弗勒德(Pamela Flood)医生 [6]

弗勒德医生原来在纽约哥伦比亚大学任教,到中国的 6 个星期前,刚受聘于加利福尼亚大学旧金山分校医学院,任产科麻醉主任。她还是《麻醉和镇痛》主编的太太。因为当时订的飞机票是从纽约到上海的,她得先从旧金山坐五六个小时飞机去纽约,再飞十四五个小时到上海,到宁波的时候已经是凌晨 3 点了,也就是说,她在路上花了 1 天(24 小时)多的时间。她事后感叹道:"我对中国很有感情,已经是第四次来了。前几次都是来讲学,这次是深入到了产房,也真正和中国医生在一起工作,感觉完全不一样。一些我们习以为常的事,有很多在这里还没有听说过的。反过来可能也一样,中国医生去了美国的医院,也会有相似的感觉。加利福尼亚大学旧金山医学院和哥伦比亚大学医学院的产科麻醉就有很大的不同。但我们的出发点应该是一致的,也就是,让我们的患者免除痛苦,让我们的患者满意。我们的专业术语是,减少并发症和死亡率,提高满意度。在接受新东西,尤其是要改变一个系统的时候,困难和阻力是免不了的。如果有一天,有人告诉我,我的什么东西是错的,我自己也会很困惑和很难置信的。但我最后会理智地寻找可以找到的证据来决定是否改变自己的一些做法。

"中国的产妇看上去没啥,一问才知道,她们强忍着非常剧烈的疼痛。她们为什么不喊出来啊!我非常愿意帮助我们杰出的中国同行们控制她们的产痛。"用她可能是唯一能说的中文对胡医生说"你辛苦了",来表达她的谢意。她还捐献了近 1 万元人民币,用来制作宣传"无痛分娩中国行"的 T 恤衫。

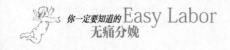
陶为科(WeikeTao)医生 [7]

陶医生是江苏人,2010 年在"无痛分娩中国行"温州站工作,2011 年担任中国行南京站的领队。他 1978 年在武汉同济医科大学拿了医学博士学位后,赴美国深造。曾经和现任中国麻醉医师协会主任委员、中华医学会麻醉分会产科麻醉学组组长姚尚龙教授同窗。2003 年后他在做麻醉住院医生的医院——德克萨斯大学达拉斯西南医学中心工作。他非常关心中国的麻醉事业。是一个几乎天天活跃在丁香园医药网站麻醉板块的版主,也可能是唯一一位美国华人医生版主。为中国的麻醉医生,尤其是基层中天天上班、没有机会听学术报告的临床第一线医生,介绍当今最新的理念和技术,不厌其烦地回答问题。截至 2011 年 11 月 10 日;他一共发帖 2 377 条,56 份成为精华帖,积分 498,投票 3 674,丁当 5 200,有丁香粉丝 1 050 人,遍布全国各地,是位大师级的专家。他在丁香园的博客 856 天内被访次数是 75 984。他被邀请回国讲课已经不计其数了,每次丁香园的粉丝们都是奔走相告。从现在得到的资料,他是第一位来中国讲产科麻醉的美国华人麻醉医生。在汶川大地震的时候,他开通了 24 小时赈灾热线博客,随时回答赈灾中的医疗问题,默默无闻地做自己的贡献。他正在忙碌着主译世界权威的《Chestnut 产科麻醉学》教科书,为中国麻醉,尤其是产科麻醉尽自己的一份力。

在科研和学术上,他也是多产的,简历就长达 10 页。他还是 3 个孩子的父亲,大女儿已经是哈佛大学法学院的学生。其他 2 个孩子和胡灵群医生的 2 个孩子差不多年纪,也需要在"中国行"期间随同,内外兼顾,看来也是位好爸爸。

在完成了 2011"无痛分娩中国行"南京站的工作以后,他在丁香园上写道:"在南京市妇幼保健院的活动,已经圆满结束。在这里代表美方参与人员,对南京市妇幼保健医院的各级领导,科室领导,各级医生,以及方方面面的准备人员,致以最诚挚的感谢。南京市妇幼保健医院,每年分娩量为 10 000 例,外表似乎和国内大型产科医院没有多大区别,但仔细看看他们的数字,就不得不佩服,该院的分娩镇痛达到了 95% 以上。沈主任带领麻醉科医生,不声不响,极为低调的创造了世界第一的奇迹——他们的分娩镇痛率,使产科麻醉的大师级人物,辛迪·黄(Cynthia Wong)医生都感到震惊和佩服。在和病人(*产妇*)的交流过程中,她多次问病人(*产妇*),'你们是如何知道分娩镇痛的?'产妇们回答是,医院的口碑,和胎儿大学(*即产前教育班*)的宣传工作。南京市妇幼保健院,是真正地,为了造福广大中国妇女,在默默地做出贡献。南京市妇幼保健医院,为广大希望开展这项工作的单位,提供了一个良好的典范。"

克里斯托弗·坎比克(Christopher Cambic)医生 [8]

坎比克医生以前是西北大学芬堡医学院麻醉科的住院医生,其间获得胡灵群医生设立的"雅培国际医疗援助奖",参加了"芝加哥健走行动"厄瓜多尔站和印度站的工作。2008 年经历了首次"无痛分娩中国行",到过杭州。他非常喜欢杭州,一提起杭州,总是有很多话可说,令他记忆最深的是杭州的"东坡肉"。他也是 2010 年和 2011 年"无痛分娩中国行"北京站和上海站的成员。可谓是年纪轻轻的三朝"元老"。尽管他 3 次来到中国,从小在芝加哥长大,却从来没有去过离自己家不到 5 千米的芝加哥中国城。

2011 年在上海站最后的讲课中,他着重讲了第二产程的分娩镇痛问题,他列举了大量的文献对第二产程镇痛问题的研究,最后总结道:"第二产程停用分娩镇痛百害而无一利,增加了产妇的疼痛,并没有减少产钳的使用率和剖宫产率。并且把产妇置于了一个非常危险的境地——第二产程随时可能因难产或胎儿窒息需要剖宫产,但镇痛使用的硬膜外导管因一段时间不用(注:留置不用的导管会随时因为硬膜外腔的一些物质和一些未知的因素堵塞管腔。大约 10% 的硬膜外导管随时间的推移,可能由于体位等一些目前还不知道的原因,不在原来的位置,从而不再正常工作了。在使用分娩镇痛的过程中,这一问题会因为产痛的复活,被及时发现、处理),不能保证也不能知道它是否能够胜任紧急剖宫产的手术麻醉,而不得不选用已经被证实可以造成产科麻醉死亡的全身麻醉。"

2011 年 11 月 10 日的上午,他在准备去"芝加哥健走行动"尼泊尔站的行装时,找到了珍藏的 2008 年 6 月 10 日的《钱江晚报》。马上给了胡医生一个传呼,欣喜若狂地把它作为这本书的题材传来(详细内容见《神秘的产房……》)。

胡灵群(Ling Qun Hu)医生 [9]

胡医生是杭州人,据他自己说,他见到的第一所大学是浙江大学医学院的前身——浙江医科大学,这也成了他学医的地方。他奶奶和外婆深受慢性支气管炎的折磨,促使他走上了学医的道路。不幸的是,她们都只看到他进了医学院,半年内先后都去世了。但他的学医最终让他的病人和他的父母受益匪浅,爸妈一共患有肺癌、大肠癌、膀胱癌 3 种癌症,现在都还健在。毕业 10 年一直在国内临床第一线工作。2001 年,从密歇根大学到了西北大学芬堡医学院后,2005 年和 2006 年从美国带领了 120 人次的"芝加哥健走行动",来成都和杭州两地 3 次,用手术置换关节的方法,让近 50 个因为关节疾病丧失劳动力和生活自理能力的病人重新站了起来,恢复行动自由。2006 年在了解到中国的产妇还是采用全自然、没有镇痛的方法生小孩后,决定发起"无痛分娩中国行"。第一站选在自己母校,也是自己出生的医院——浙江大学医学院附属妇产科医院。没有一分钱，要组织一群人来中国帮忙是一件不容易的事。原本计划在 2007 年成行的第一次"无痛分娩中国行"，被迫因为人员问题延迟一年。2009 年在离出发不到 1 星期的时间里，被迫因为甲型流感取消了当年的"中国行"。他并没有因为这些打击而放弃。

由于没有那么多假期，在参加了 4 次"芝加哥健走行动"，到过中国成都、中国杭州、厄瓜多尔、印度后，他辞掉了"芝加哥健走行动"的麻醉组组长，全身心放在对中国的医学交流上。2007 年和 2010 年两次主译了《循证临床麻醉学》，由人民卫生出版社出版。2010 年初，为了赶时间让《我们一定要知道的无痛分娩——来自哈佛的完全解答》，也就是本书的姐妹篇，在 2010 年"中国行"前和读者见面，他有一阵子每天早上 4 点多起床，结果创下了 6 个月内出版 2 本书的记录。辛迪·黄医生对他的评价是："他永远没有疲惫的时候，好像每天不睡觉，没有一天病假。据说，在家里还干修补房子、油漆，以及种草除草之类的活。最让我不相信是，他天天在手术室工作，居然能在 1 个月内把苗圃系统的编程和网站搞定。"

和家人在一起是美国文化的一部分，因为实在没有时间，每次来中国都是和太太儿子一起来，算是他们家的度假。可 2011 年 8 月 3 日到 22 日的 18 天多一点时间里，他们住过 9 个宾馆，最短的不到 12 小时，最长的不过 3 天。8 月 19 日这天，他一个人去了 3 个城市，南京，宁波，上海，换讲课的服装，都得在去会场的车里。太太说："人家百万富翁都没有他这么忙，他还赔钱进去，真不知道图个啥？"他的回答是什么呢？"我是一个普普通通的医生。"

在本书出版之前，他正在美国波士顿 2012 年世界麻醉研究会的年会上，以 2011 年度"世界麻醉研究会杰出教育成就奖"获得者的身份，

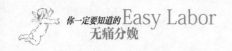

应邀演讲。他一定会让世人知道,他从学医的那天起所信仰的——医生的天职就是减少病人的痛苦。

产科医生

葛原隆(James Ger)医生

葛医生是刚刚从加利福尼亚州洛杉矶市一家私立医院临床第一线下来的产科医生,经同院的麻醉科主任罗燕琴医生推荐认识了胡医生。回到美国后马上给胡医生写信道:"这次能够参加"无痛分娩中国行"團隊(团队)在上海一個(个)星期,感到非常榮(荣)幸。對於(对于)您們無論(无论)機場(机场)接送、值班表及旅遊(游)、等等,設想週到(设想周到)、無微(无微)不至的安排十分感激。尤其在星期六的產(产)科麻醉論壇(论坛)更是收獲(收获)良多。希望以後(后)有機會(机会)能為(为)國(国)內推廣(广)"无痛分娩中国行"的活動(动)上盡一點(尽一点)微薄之力。"

苏珊·金史密斯 (Susan Goldsmith)医生 [10]

金史密斯医生是西北大学芬堡医学院普林蒂斯妇女医院的产科医生,专长于高危产妇。她还是住院医生的时候就听说了"无痛分娩中国行",从来没有来过中国,非常希望能到中国看看。2011年初的时候,滑雪不慎下肢骨折了,让她格外担心能不能加入"中国行"。她每次见到胡灵群医生,都汇报一下她的恢复情况。随着时间的推移,她下肢恢复得很理想,她的机票是队里最后定的。她的成行对她自己、对"中国行"都是一个庆幸。她在上海的报告,以足够的证据向在座的产科同行阐述了,第二产程的会阴侧切对产妇是有害的,建议中国同行也应该和美国的产科医生一样放弃侧切。这给与会者不小的反响。

樊莉（Li Fan）医生

樊医生在回到芝加哥后写的博客中写道：

年初，我接受一位麻醉医生朋友邀请，暑期随他带领的美国志愿医疗队，去中国一家妇幼保健院，指导和推广"无痛分娩"。当时嘴上答应得痛快，其实心里很没底。虽然自己医学院是在国内读的，但除了大学实习，我并没有中国行医的经验。到了临出发前更是忐忑不安，真不知这次经历会怎样，心里不住地祈祷一切顺利。

记得小时听老人说[11]"生孩子，如过鬼门关"。我母亲生我的时候，患了妊娠子痫，曾昏迷五天五夜，醒来竟不知躺在身边的我是谁？如今，医学发达，多数情况下，生孩子不再是性命攸关的事。医生和护士们也越来越注重产程中孕妇的感受。

20多年前，美国开始推行硬膜外麻醉下"无痛分娩"，现在这项技术很成熟，欧美等国家分娩镇痛率已达到90%以上。

中国的情况却非如此，分娩镇痛率只有1%。通常国产影视剧里，产妇出现的镜头，多是一副面目扭曲、大汗淋漓、不忍目睹的模样。尽管剖宫产危险较大，并发症较多，中国的剖宫产率仍然持续增高，达到50%，占全世界第一，其中主要是因为产妇畏惧分娩疼痛。所以，这次志愿医疗队的宗旨，是去国内指导普及无痛分娩，减少剖宫产率，让每一个产妇有选择的权利，在安全而清醒的状态下，专心享受做母亲的幸福。

我们队一行8人，有麻醉医生和护士，还有我这个妇产科医生。我们未谋面（素不相识），来自美国各地的大学和地区医院，通过"无痛分娩中国行"这个非营利组织聚在一起，度过了7个难忘的日夜。

作为一个在中国医学院受教育，在美国做住院医培训的我，这次经历，在我眼前开了一扇明亮的窗，和中国医院有了一次近距离的接触。

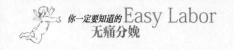

我看到国内这个学科的发展,值得高兴和自豪,但也发现一些可改进的不足之处。

优点之一:产科诊断治疗水平,多已和世界接轨,普通手术,像剖宫产的水平,不比国外差,甚至更快更好。

这家位于南方中等城市的妇幼保健院,在当地口碑不错,新生儿的出生率是每年13 000,相当于我在美国那家医院的4倍。医院的产科病房,是今年1月份刚启用的新大楼,外面看上去很气派,病房里干净整洁。产科手术室,代表中国目前的最新装备,可与美国的一些医院媲美。

优点之二:中国医生工作效率高。

病人容量大,从开始阵痛到生产,生孩子的整个过程像流水作业,忙而不乱。门诊科室的分类细致,有条不紊。

优点之三:因为实行"一胎制",对刚生过孩子的产妇和新生儿,服务和照顾得很周到,这点肯定比西方做得好,因为西方人更喜欢自力更生。在美国,产后抑郁症发病率较高,我猜测,这可能与产后缺乏家人或保姆照顾,导致睡眠休息严重不足,有很大关系。

"坐月子",是中国人的特色,但专业分工到这种程度,还是令我惊叹(这幅广告是我在医院门口拍到的)。美国妇女,生完孩子第二天就到处跑,有的还去逛超市,吃冷饮,从没有"坐月子"的说法。

见过新生儿游泳吗? 我们这群美国医生护士可是头一回,它成了我们此次"中国行"最精彩的一幕见闻,大家激动地"咔嚓嚓"直按相机快门。

从巨大玻璃窗望进去,笑容甜美的小护士,给刚出生的婴儿脖子套上救生圈,轻轻放在温水池中游泳,之后专门为他从头到脚做按摩。据说这对婴儿身心健康发育很有好处,瞧瞧那个胖胖的小家伙,的确是一副人间天上的舒坦模样哦。

中国一向是个谦虚的民族,我们的医生护士很好学上进。在病房里,他们常常问我中美医学的差别。我也了解到一些中国医疗系统的不足之处。

据统计,中国医疗开支只占工业总产值的 1.2% ,美国以相当于 1/4 的中国人口,医疗开支却占工业总产值的 16%。尽管美国的医疗系统也存在不少问题,昂贵的医疗开支并不可取,但中国医疗资源的严重缺乏,难免造成对病人服务水平的差异。

虽然学术交流国际化,但有些产前检查的项目,接生的操作,癌症的诊断,尖端手术等还是更新不够快。例如分娩镇痛的使用,虽在这所医院已较为普及,但用药的剂量、时间,以及用药后的产程处理,细节方面都欠缺,理念也需要更新。

我此行的任务,是指导助产士和医生对产程处理。譬如,刚去时遇见几个产科医生和助产士,以为分娩镇痛会减缓产程,不太赞成打硬膜外麻醉,如果已经上麻醉的病人宫口开全了,他们有时会自行将药停掉,怕病人生的时候没有力气。结果病人在最后一段生产过程中,经受了难忍的痛苦。

借着中文流利,又懂医学术语,我协助中美双方的麻醉和产科医生共同切磋。经过一番沟通解释,我们带回去的新理念被欣然接受,他们改变了原来的做法,使婴儿在无痛情况下顺利生产。看到母亲脸上无比的愉悦,没有什么比这更让人感到慰藉的了。

最后一天,我们被邀请去全国分娩镇痛学习班上作了讲座。来自各省的麻醉和产科医生,积极参与提问,对分娩镇痛兴趣盎然,看来,中国实现无痛分娩,已指日可待。

有位来自美国西北大学的讲员,是产科麻醉界的知名教授辛迪·黄(Cynthia Wong)。她经验丰富,却平易近人,与她合作,是一种身心和智慧的享受。

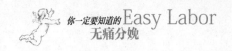

1星期很快结束了,离开时,彼此依依不舍。那些中国同行求知若渴的表情,产妇们感激的目光,还有病房里特有的新生儿气息,都深深烙在了记忆中,难以忘怀。

这次回故乡,将多年所学,为同胞带来快乐,使自己体会到一种前所未有的满足。母亲当年为了生下我,几乎丧命,如今她已长眠地下,但我想,倘若母亲有知,此刻,她也会含笑九泉的。

我的情绪,似乎感染了同行的大儿子。有天晚上,在宾馆电梯里,儿子青春的脸庞,灿然一笑,说:妈妈,看你好开心啊! 我也是,喜欢这儿,明年,我们一起再回来吧!

麻醉住院医生

克劳迪亚·莫雷诺(Claudia Moreno)医生

莫雷诺医生是一位哥伦比亚人的后裔,再有一年就要从德克萨斯大学达拉斯西南医学院麻醉科完成她的培训。她在回美国以后给胡灵群医生的信中说:"请允许我代表我自己,衷心感谢有这么一次机会真正帮助中国的产妇。各项组织工作是那么的细致入微,也从中国学到了东西,这是一件我终身难忘的事。

"在南京,和陶为科医生及其他中国美国的医护人员一起工作,几件事对我很新鲜:①牙科走廊上有按摩椅给候诊的病人放松;②产房和手术室那漂亮的工作拖鞋;③有禁食的规矩,但又让工人送热气腾腾的汤面;④新生儿游泳;⑤在没有监护的情况下,在产房里放置硬膜外导管,甚至在手术室做联合腰硬也不用监护;⑥所有人都特别好客,也特别好学。"

她还希望明年继续来中国,让更多的中国产妇免受产痛的折磨。还希望她的祖国哥伦比亚的产妇也有一天,能享受这一现代医学的创举,她将终身为妇女儿童的健康做自己的贡献。她已经着手翻译《你一定要知道的无痛分娩——来自哈佛的完全解答》一书的西班牙文本,并和胡医生在芝加哥全美麻醉年会期间详细讨论组队去哥伦比亚的事宜。

萨阿德 · 侯赛因(Saad Hussain)医生

侯赛因是一位巴基斯坦后裔,另一位从德克萨斯大学达拉斯西南医学院来的高年麻醉住院医生。爱好摄影,他在回美国后,忙碌了一阵,补上因来中国拖下来的班后,写信给胡灵群医生,"真是很荣幸成为这个团队里的一员。1 年前,陶医生找我的时候,我毫不犹豫地加入这支队伍。我必须告诉你,这是所有我经历过的医疗队中,最让我刮目相看的一次,远远超出我的想象力。我们所能做的也远远超过了分娩镇痛,让我这个巴基斯坦后裔,想到了很多我可以为祖国做事的地方。

"我在这个上海团队里工作很愉快,他们很多都是曾经在一起工作的老队员,合作得很好,尤其和西北大学的坎比克医生,戴安护士,以及玛吉和连璧工作得特别开心,希望明年继续和他们在一起工作。我可以在苗圃系统(这是专门为'中国行'编写的一个网上的产房信息系统)上贡献一点力,从而也减少我们很多病历上的工作量。"

罗南 · 哈里斯(Ronen Harris)医生

哈里斯是西北大学芬堡医学院麻醉科的住院医生,已经是第二次来中国了,他去过温州站和台州站,这次去了宁波站。他在今年的"无痛分娩中国行"后,去日本旅游后再回到芝加哥。时差还没有倒过来,就给胡医生写信,"我最终回到了芝加哥。今年的'中国行'很好,变化很大,收获不小。宁波的麻醉医生真的很友好,对我们帮助很大,很开明。我们交流得很好。我也看到了、学到了很多东西。我们的产科医生对我们的'中国行'帮助很大。我们今年有很多记录的数据,等这些

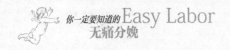

分析出来后,我们会有更多的内容,来评价这次活动。"

乌玛 · 萨阿(Uma Saaso)医生

萨阿医生是西北大学芬堡医学院麻醉科的住院医生,单身,没有生小孩的经历。她希望能在西北大学继续她的产科麻醉进修深造,参加了2010 年温州站的工作(也是唯一一位不是 2011"中国行"队员在这里发表感想的)。2011 年在"世界产科麻醉和围产医学学会"年会上,发表了以"无痛分娩中国行"为题的墙报[12],引起与会者的注意。她回忆道:

"中国的产妇很孤独,她们的家人和丈夫在产房外等着。不像我们西北普林蒂斯产房里的产妇,中国的产妇也不问很多问题。虽然我不能说中文,但她们对中国的医护人员也一样没有问什么问题。

"有的美国产妇会觉得家里有人不用无痛分娩,自己也行。中国的产妇也许觉得她们也不需要。也有的人认为用无痛分娩是软弱的象征,能不用就不用。虽然她们没有直说这些,但我还是能够感觉到的,这些是产妇不要用无痛分娩的主要原因。因此,我把要说的东西说了,让产妇自己决定是否需要无痛分娩。疼痛的感受也因人而异。对那些高危产妇,我会尽量说服她们,让她们清楚硬膜外镇痛绝对对她们有好处,越早越好。当然,西北大学芬堡医学院普林蒂斯妇女医院的产妇绝大多数(93%以上)是要了无痛分娩的。"

朱莹(Julia Zhu)医生

朱医生的英文名字叫朱丽叶。2010 年赢得了"雅培国际医疗援助奖",来过"无痛分娩中国行"北京站,2011 年她无论如何要来上海站,因为上海国际和平妇幼保健院是她的出生地。她 6 岁和父母来到美国,读书非常出色,直接进了伊利诺伊州立大学芝加哥分校医学院的七年制班,然后进入了西北大学芬堡医学院麻醉科做住院医生,刚刚开始专修她的产科麻醉。她能讲一口流利的上海话,有两个小孩,这次也顺便看看从美国回上海工作的爸妈。她对比了上海站和北京站的两所医院后评价道："上海的一周令我难忘,我感到他们非常希望通过交流改善他们的临床实践。和医护人员的交谈中,吃惊的发现,他们非常开明,非常喜欢学习和借鉴前人的经验,把新的东西运用到实践中去。我们坐在一起讨论和交换很多中美产妇生产经历,相同的,不同的,从中学到了许多的东西。我觉得北京站和上海站的最大区别是,上海的产妇要去孕妇学校。每一个我采访病史的产妇都去过孕妇学校。还在聊天中得知,中国产妇对顺产的观念是,剧痛,盆腔变宽,还有可能剖宫产! 产妇们好像不知道剖宫产的危险性和并发症,这绝对需要广而告知的!"

雷切尔 · 卡克玛(Rachel Kacmar)医生

卡克玛医生是现任西北大学芬堡医学院麻醉科住院总医生,老家是夏云医生工作的俄亥俄州府哥伦布市,毕业后也打算主修产科麻醉。她从来没有离开过美国,因此来中国前不免有点紧张。回美国后,写信给胡医生:"首先,我要把主要的说了,我明年要和我丈夫一起到中国去。我想南京站的活动是成功的。他们已经有个很好的基础,一年 5 000 多例的分娩镇痛,放置硬膜外导管的技术非常熟练。我们的工作更多涉及分娩镇痛的安全问题,在操作前就开始使用监护器,产妇置管后的左斜卧位,开放输液,输不含缩宫素的液体,持续使用硬膜外镇痛药物而不是间断用,助产士在第二产程也不再停药了。我们强调了,第二产程的镇痛不是能否自然分娩的决定因素,我想,助产士已经看到了这样做的好处。6 个月后看看这些措施和建议是否还在,会是一件很有意义的事。胡医生的书里应该写上这点。最最有意义是我们和中国的麻醉医生、产科医生、助产士有机会一起坐下来,解释交流我们一些做法的循证依据,让中国医护人员,和我们一起为病人的安全着想,做一样的事。"

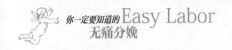
产房护士：

妮可 · 德克尔(Nicole Dekker)

从中国回来已经有 1 个月了,有两件事在我的脑袋里久久挥之不去。首先,他们医院真的很好客,好得不能再好了! 非常友好,他们很真诚地把中国和他们的医院介绍给我们,让我们更加了解了中国和中国老百姓,以及他们的医疗体系。他们上上下下都那么的好学,从心地里欢迎和感激我们的到来,和我们所做的一切。再就是,产妇们对我们的感激。虽然我们之间的语言障碍是那么的大,但她们用她们的方式,把感激的信息传递给了我们,她们无数个笑脸,无数次握手,哪怕是那些为数不多的拥抱和合影。

珍妮弗 · 詹金斯(Jennifer Jenkins)

珍妮弗是来自俄亥俄州的护士,她的故事可以说是所有队员中写得最好的。感动了她曾经工作过的中国行温州站的医护人员。故事也因此登载在他们的医院网上[13]。

"童年起,总想找机会'救死扶伤'。记得 8 岁时候,骑自行车玩,看到一只鸟折断一侧翅膀,倒在地上。我竭尽全力飞快地骑回家,拿了一个鞋盒,把这只绝望的小鸟运送回家,并马不停蹄地去了隔壁的动物医生家。他说,'行,我明天把它带到诊所去,看看能不能把它治好。'一种同情关怀满足感向我袭来,一种从来没有过的感受。几个星期过去了,小鸟回归了自然,至少,邻居医生是这么说的,我也'助人为乐'了。

"助人为乐从此和我接下了不解之缘。不仅在这方面花了很多的时间,我还去了护士学校,把关怀照顾病人当成了我的终身职业。在完成了各类专业培训后,产科成了我的最爱。我绝对忘不了第一次。我又兴奋又紧张，帽子口罩全副武装走进产房，一眼见到胎头开始着冠（头顶在阴道口），不由自主地屏住了呼吸，人就要晕过去，不得不马上坐下。 真的，我就有那么软弱，简直不敢相信自己面前的一切，也很难理解自己为什么会有那么多情感成分的投入。我们都读过那些生孩子的护理教科书，也观看了电影，想想应该有充分的思想准备了，但一到现场，很多东西是无法形容的，真是想不到的。见习中，我完全被那位产房护士的作用和影响力所感染。我看到了，从待产到分娩，她和产妇的那种无人可以替代的特殊关系；听到了，小生命降临后的第一次呼吸及其随之而来、气贯长虹的啼哭；看到了，喜悦的泪水从产妇和丈夫的脸颊上滚落下来；也听到了，母亲把婴儿放在怀里后，对着护士说出的那句发自内心的、眼含热泪的、带点泣不成声的'谢谢你'。那一刻，没有什么可以迟疑了，这就是我的人生，我应该是那个故事的一部分！星移日转，岁月变迁，可当初的愿望却一点都没有变，调换过很多份工作，担当过不同的角色，我职业生涯始终围绕着'准妈妈'这个中心，大部分是产科护士，最近开始从事孕妇教育。

　　"事实上，得知'无痛分娩中国行'的时候，我还是个产科护士，主管一个节奏飞快的产房，没日没夜地干，都快支持不住了，而且，遇到过那些最刁钻的产妇。长时间无休止的工作，全心全意的扑在事业上，但回报却变得越来越小，即使是简单的一句'谢谢'都成为奢侈品，这种感觉的纠结开始侵入着日常的点点滴滴，我变得很失落。我们美国产妇的期望值越来越高，也越来越不客气了。不是问'我可不可以要个硬膜外？'而是说'什么时候麻醉医生来给我硬膜外？'，'我现在就要硬膜外！''为什么要等这么长时间？'其实，说这话时，产妇才刚刚到产房没有几分钟，我们还没有时间做产前检查和硬膜外镇痛的准备。当得知'无痛分娩中国行'这个机会时，那还用说吗？怎能放过？

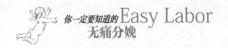

不用'三思而后行'了,我对自己说,'当然喜欢去最需要我的地方!'这正是让我自己重新找回作为一名护士感觉的时候。我一直对亚洲的女性很尊重,从来没有见到过哪个华裔产妇粗鲁、说话大声、不尊重人的事。事实恰恰相反,她们都非常冷静、有礼貌、有教养,也很感恩。心想,这也不正是个难得的机会,去看看'钢铁是怎么炼成的'吗?我觉得,在双方的交流中,我可能从她们那里学到更多的东西。

"第一次,我到了温州站工作,中国远远比我想象中好得多。从到达到离开的那一刻,产妇和医护人员的感激贯穿始终。从学生到医院的医护人员都是那么的勤奋好学,都是那么的感谢我们的工作。这种惊人的信任和尊重感,真是无与伦比。他们的学习能力和快速运用到临床的能力非常惊人。中国和美国医院里产妇的最大差异在于,中国产妇的平静和控制力。我不是说美国的那些产妇没有这些东西,只是从经历上说,那不是'正常'的。在中国,会有几名产妇在一个房间里待产,她们不出声,甚至在分娩过程中也不喊。美国产妇可是尖叫声充满大厅,而她的宫口才2厘米。我们美国产妇更像'大嘴巴'(大喊大叫,甚至说脏字,不能控制自己的意思)。当听说中国的剖宫产率很高,是因为无法忍受产痛,心想,'这是真的吗?'她们好像对付产痛很有一套。退后一步想,都说疼痛的感受不是因人而异,但表达是因人因文化的不同而不同的,我不能忘记这是一个全然不同文化的国度!就是在美国,产妇忍受疼痛程度也是不同,但作为这么个群体,我真的从来没有见到过。这让我肃然起敬,'中国产妇太伟大了!'。

"另一件我觉得很有意思的事情,是中国产妇'吃遍'整个产程(令人惊讶的,我在中国还没有见过超重产妇),说是提供足够的能量,好让小孩生下来,有的还是在用了硬膜外镇痛、产科麻醉管理的。我猜是因为我已经习惯于美国的产妇,大多数用硬膜外麻醉后只能卧床,也只能口含冰块、不允许吃其他任何东西(实在幸运可以喝点'白开水')这样的医疗体系。有了这个前提,讲讲我在宁波见到的一幕'吃在产台'的全新概念。这是个躺在产床、刚进入第二产程做了几次屏气的产妇。忽然,中国的麻醉医生开始忙碌地找东西,好像要打开一个不锈钢箱子,我和来自美国的玛拉医生对视了一下,'有什么急事,我们怎么不知道?' 麻醉医生从那个箱子里拿出一个盒子,玛拉问,'要帮忙吗?'我们俩很纳闷,产妇似乎没有什么问题。他一路小跑一路把包装纸撕了一地。'这不是巧克力吗?' 刹那间,巧克力'紧急着陆'在产妇的嘴里,让她可以继续完成她的产程。玛拉和我紧张的神经放了下来,并情不自禁地笑出声来。

"我想最令我难忘的是去年到温州,在返程到机场的道路上,我们和温州医学院的学生和一些麻醉医生一起坐在车上。一位麻醉医生对我说'你们美国人非常友好热情,我们会把学到的新理念牢记在心里的'。我没有插话,他接着说,'你的手很特别,我在产房看到,有个要做硬膜外镇痛的产妇很害怕,你的手往她肩膀上就这么一放,她全身开始放松下来,微笑着看着你。你的手太神了'。我想,我还从来没有这么被人赞赏过,职业生涯也从未被人如此赏识过,太感动了! 确确实实, 这一切一切的感觉,就是我曾经一直追求的,如今已经成为现实,是梦想成真了。我知道那些不花钱、不费劲的'花言巧语'有的是,但从来没听过如此发自肺腑的心声。这个'中国行'不仅是我的一段人生经历,它已经完全改变了我的人生。"

黛安 · 卡恩斯(Diane Keerns)

黛安是西北普林蒂斯妇女医院产房的护士,2010 和 2011 年北京站和上海站的成员,回到芝加哥后,给团队的信中说:"真是非常非常感谢给我这么个机会,让我帮助中国的产妇。在上海的时刻是难忘的,

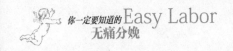
和去年完全不一样,他们安排得如此周到,对我们的到来是那么的重视,非常想知道我们在西北是怎么干的。还有,我非常爱我们上海站队员们,我们如此的和谐、团结和合作,我真的在离开的时候流下了眼泪。希望明年还和这帮人一起干,我们会干得更好的。"

梅根 · 基南(Megan M. Keenan)

梅根是一位妇女健康高级护士。"我不知道到了中国是什么个情况,没想到落地后到返回美国前的每时每刻,我都受到了无微不至的款待,绝对不是一个陌生人所能得到的,更像对待一位久违的朋友。人们以他们各自独特方式,吃住玩乐,事事如此。我清晰地记得,走进产房是那么的寂静,这是20个产妇在生孩子吗?我的第一印象是几个产妇躺在床上的。仔细一看,她们不是满面涨得通红,就宫缩时那种肚子一杠杠的。这是真的啊!她们都在生孩子!她们都是无声无息的!我绝对是被她们那些努力、力量和坚定的意志给镇住了!我在她们面前感到渺小,一有帮忙的机会,就兴奋不已。

"一些产妇拒绝分娩镇痛,一些希望无痛分娩,最重要的是她们至少有了这个无痛分娩的选择。麻醉医生和助产士都非常虚心好学,希望能够为产妇提供最好的服务。1星期的中美医护人员的共同合作,成效卓越。

"在中国医院的所见所闻真是终身难忘,能成为'无痛分娩中国行'的一员真的是非常自豪!"

翻译和产妇教育人员:

彭萌萌(Maggie Peng,玛吉)

萌萌是医学世家出身的华裔北卡罗来拿大学三年级的学生,志向成为一名医生。姥姥是西安医科大学的著名血液病专家,中国第一批博士生导师,帮助校对《你一定要知道的无痛分娩——来自哈佛的完全解答》;妈妈原来是北京协和医院的内科医生;爸爸是胡灵群医生住院医生培训时的同学,是一名著名的美国华人心脏麻醉医生。她是北京站和上海站的产妇翻译。她认为,产妇的产前教育事关重大。"我和费瑟·佩拉尔塔医生值班时遇到的一例产妇婉言拒绝了分娩镇痛。在追问原因时,那位产妇说,'没有听说过,不知道是什么东西,我(的产程)也差不多了。'在听到我们要给她介绍分娩镇痛的好处时,她回答道。很多产妇,甚至医护人员都不知道分娩镇痛对母婴的好处,好像谈的多是负面的东西。"

在谈到语言障碍和文化隔阂的时候,玛吉说:"不论是产妇还是医护人员,的确都有语言交流上的问题,有的产妇喜欢能说中文的医生护士,也有的反而喜欢洋医生。产房工作人员的确和能说中文的华裔麻醉医生和产科医生交流得比较顺畅。翻译专业的东西还是不容易的。"

孙天琳(Tianlin Sun)

天琳是第二代华裔,西北大学的大学生,父母都是病理科医生。刚刚完成印度的援外任务,直接从印度新德里经上海到了南京站,她在产房里作为翻译,描述了两个故事。

故事一(文化差异):南京站的沈主任在看到我们的午餐后一脸困惑。事实上,我们只要简单的像肉包子和炒饭之类的午餐就可以了,而不是鸡爪和鳗鱼这样的美味佳肴。西北的一位住院医生俯着身问:"他们在争论什么?"

故事二:我不得不作出剪裁的手势让中国护士、助产士、麻醉医生明白,我在说会阴侧切(我不知道怎么把它译成中文)。

魏冬昱(Dongyu Wei)

冬昱是一位中国首都医科大学快毕业的学生。她叔叔是美国华人

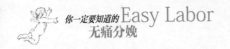
麻醉医生,从叔叔那里得知了"无痛分娩中国行",找到胡医生的。她一直在宁波站做产妇的翻译。事后她说:"对大多数美国来的麻醉医生、产科医生来说,中国产妇不选择硬膜外镇痛,而是选择全自然生小孩是很不可思议的。作为一位中国的医学生,我想这有很多原因。首先,这是个传统。提到生小孩,大多数只想到全自然顺产。长期以来,人们相信生孩子的产痛是一个吉祥之兆。世世代代地延续下来,全自然生孩子是理所当然的。在宁波的这些日子里,我看到了一些痛得死去活来的产妇坚持不用分娩镇痛,为的是这种好兆头。也有些产妇自己要无痛分娩,但自己的妈妈或婆婆不让,为的就是这个传统。另一个原因可以解释这个现象的是,人们一提起麻醉就误解成了吗啡,特别是那些不想让自己小孩沾上任何药物的母亲。此外,很多准妈妈没有时间去孕妇学校的产前教育,没有听到和想到过无痛分娩,没有思想准备,当然首先想到是全自然生好。

"不管怎么说,在美国医生护士床边的教育和解释后,宁波绝大多数产妇知道了分娩镇痛的好处,临时改变主意,选择了椎管内无痛分娩,并且事后十分满意自己的选择。尽管我们这次的产妇无痛分娩教育是有效的,这次宁波站的'无痛分娩中国行'是成功的,产前教育可以做得更提前、更好。'无痛分娩中国行'需要时间,我们可是 13 亿人口的大国啊!我相信最终无痛分娩会在我们中国流行起来,越来越普及,会有越来越多的产妇从中获益。"

连璧

连璧是另外一位中国的医学生,是温州医学院三年级的学生。她是从她父亲那里知道"无痛分娩中国行"的。她是第一个回复胡医生的感谢信的人,"非常感谢这个非常不寻常的 1 星期的经历,它带给我的不仅仅是无痛分娩的知识,让我结交了很多美国的朋友,也是我第一次做英文的翻译。美国医护人员的那些耐心细致,不厌其烦的解释,实在受益匪浅。请明年一定再给我机会,我会做得更好"。

由于篇幅的限制,只选了2011"无痛分娩中国行"部分队员的来信。不能把所有队员的故事一一向你介绍。从这些点点滴滴中,你可以体会到美国学医一族的世界观和他们的情操。他们没有响亮的口号,没有凌云壮志,也没有政治、文化、宗教的偏见,有的是医护人员的使命感和作为社会一员的责任感。他们中间不少也是我们的炎黄子孙。

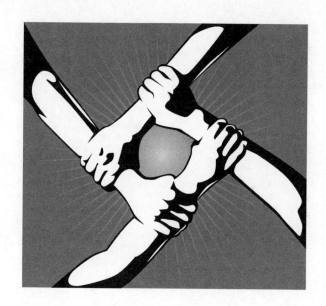

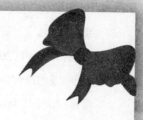

第十一章

无痛分娩中国行

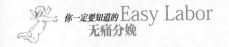

宗旨：让每个产妇享受安全有效的椎管内分娩镇痛

目标：10 年内（2008～2018 年），在中国建立 10 个分娩镇痛培训中心，把中国的椎管内分娩镇痛率提高 10 个百分点。

起源：2006 年 11 月 10 日下午，正值"芝加哥健走行动"（由西北大学芬堡医学院西北纪念医院骨科大卫·斯坦堡（David Stulberg）医生发起，胡灵群医生作为麻醉部主任的免费置换膝、髋关节公益组织。曾经到过成都、杭州两地，置换了近百个关节）杭州站期间，领队胡灵群医生和当时随队的、现任西北大学芬堡医学院普林蒂斯妇女医院产科麻醉医疗事务主任妮可·希金斯（Nicole Higgins）医生[1]，前往离所住宾馆咫尺之遥的浙江大学医学院附属妇产科医院，参加事先约定，为帮助中国改变当时椎管内分娩镇痛不足 1% 的现状，开始第一次"无痛分娩中国行"杭州站的"首脑"会议。与会的还有当时浙大妇产科医院的谢幸院长，麻醉科鲁惠顺主任，妇产科贺晶主任，产科王正平主任，以及护理部徐鑫芬主任。会议取得初步意向，明确了各自工作的重点、责任和义务。可惜，经过努力，美国方面所能凑起来的人数只能运行一半的工作量。2007 年 3 月 1 日，胡医生把这个消息通知中方，双方达成共识，将首次"无痛分娩中国行"推迟到 2008 年夏天启动，让美方有更多的时间组织人员和募捐所需资金、器械、耗材。2007 年 12 月 25 日"无痛分娩中国行"第二次杭州会议再次在杭州浙江大学医学院妇产科院举行，汇报了中美双方各自准备的情况，着重落实了具体人员和运作细节问题。2008 年 6 月 7 日晚，美国西北大学芬堡医学院医疗队大队人马，进驻了杭州马可波罗假日饭店。麻醉主治医生 6 人，麻醉住院医生进修医生 4 人，产科医生 1 人，产科护士 3 人，翻译 1 人，队务管理 1 人，共 16 名成员参加了为期 1 星期的第一次"无痛分娩中国行"。从此，美国西北大学，产科麻醉，"无痛分娩中国行"，这几个关键词，开始为中国百姓所熟知。

"无痛分娩中国行" 功勋榜

分工	2008年	2009年（没有成行）	2010年	2011年
	杭州站	北京—温州	北京—温州—台州	南京—上海—宁波
麻醉主治医生	妮可·希金斯 Nicole Higgins 胡灵群*（领队） Ling Qun Hu 芭芭拉·斯嘉分尼 Barbara Scavone 约翰·沙利文 John Sullivan 辛迪·黄* Cynthia Wong 周捷 Jie Zhou	威廉·卡曼 William Camann 妮可·希金斯 （领队） Nicole Higgins 胡灵群* （总领队） Ling Qun Hu 李韵平* （领队） Yunping Li 芭芭拉·斯嘉分尼 Barbara Scavone 弗兰克·斯特拉齐奥* Francis Stellaccio 约翰·沙利文 John Sullivan 辛迪·黄* Cynthia Wong 夏云*（领队） Yun Xia	克里斯托弗·坎比克* （领队） Christopher Cambic 齐贾森 Jason Chi 胡灵群*（总领队） Ling Qun Hu 李韵平*（领队） Yunping Li 弗兰克·斯特拉齐奥* Francis Stellaccio 陶为科 Weike Tao 阿娜苏亚·万 瓦苏德万 Anasuya Vasudevan 辛迪·黄* Cynthia Wong 夏云*（领队） Yun Xia	克里斯托弗·坎比克* Christopher Cambic 乔治·瑟侯维克 Georges Cehovic 帕梅拉·弗勒德 Pamela Flood 胡灵群*（总领队） Ling Qun Hu 李韵平*（领队） Yunping Li 楼燕琴 Yanqin Lou 费瑟·佩拉尔塔 Feyce Peralta 琼·斯皮格尔 Joan Spicgel 弗兰克·斯特拉齐奥* Francis Stellaccio 陶为科（领队） Weike Tao 辛迪·黄* Cynthia Wong 夏云*（领队） Yun Xia 郑刚 Gang Zheng
产科主治医生	威廉·格罗勃曼 William Grobman	威廉·格罗勃曼 William Grobman 亚历克斯·林 Alex Lin		葛原隆 James Ger 哈罗德·马克尔维兹 Harold Michlewitz 樊莉 Li Fan 苏珊·金史密斯 Susan Goldsmith 张俊 Jun Zhang

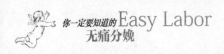

（续表）

分工	2008年	2009年（没有成行）	2010年	2011年
	杭州站	北京—温州	北京—温州—台州	南京—上海—宁波
麻醉住院医生	休伯特·班宗 Hubert Benzon 克里斯托弗·坎比克* Christopher Cambic 熊智斌 Chih-pin Hsiung 琳达·麦克莱斯 Llinda McCleish	休伯特·班宗 Hubert Benzon 克里斯托弗·坎比克* Christopher Cambic 克里斯汀·肖纳拉特 Kristin Chenault 齐贾森 Jason Chi 路易·张 Louis Chun 熊智斌 Chih-pin Hsiung 约翰尼·李 Johnny Lee 罗伯特·马尼柯 Robert Maniker 梅根·里克特 Megan Richert	凯瑟琳·陈 Kathleen Chen 罗南·哈里斯 Ronen Harris 伊丽莎白·米休拉 Elizabeth Misiura 马修·尼尔 Mathew Neal 费瑟·佩拉尔塔 Feyce Peralta 乌玛·萨阿 Uma Saaso 克里斯汀·斯匹萨克 Kristen Spisak 汤姆·斯特兰德尼斯 Tom Strandness 朱莹 Julia Ying Zhu	艾琳·布朗 Erin Brown 琪琪·盖革 Gigi Geiger 马拉·格罗斯曼 Mara Grossman 罗南·哈里斯 Ronen Harris 萨阿德·侯赛因 Saad Hussain 雷切尔·卡克玛 Rachel Kacmar 克劳迪亚·莫雷诺 Claudia Moreno 费普·沙阿 Vipul Shah 黛安·尤拉替克 Diane Yuratich 朱莹 Julia Ying Zhu
产科护士	雪莱·多纳 Shelley Donnary 简·拉莫斯 Jean Ramos 玛丽·瓦妮克 Mary Vanecko	贾耶·梅森 Jaye Mason 特里萨·荀隆-罗梅罗 Theresa Golomb-Romero 安妮·克兰兹 Anne Kranz 赫裴·恰莫斯 Hope Qamoos 布里奇·何·拉莫斯 Bridget Ho-Ramos 玛吉·斯坦格莱伯 Maggie Steingraber	黛安·卡恩斯 Diane Keerns 布里奇·何·拉莫斯 Bridget Ho-Ramos 珍妮弗·詹金斯 Jennifer Jenkins 玛丽·曼德尔 Mary Mandell 塔米·帕特森 Tammy Patterson 玛丽·斯金纳 Mary Skinner 玛吉·斯坦格莱伯 Maggie Steingraber	伊丽莎白·森坦尼 Elizabeth Centanni 玛格丽特·丹尼尔斯 Margaret Daniels 莎拉·戴维斯 Sarah Davis 妮可·德克尔 Nicole Dekker 黛安·卡恩斯 Diane Keerns 梅根·基南 Megan M. Keenan 珍妮弗·詹金斯 Jennifer Jenkins

（续表）

分工	2008年	2009年（没有成行）	2010年	2011年
	杭州站	北京—温州	北京—温州—台州	南京—上海—宁波
翻译队务管理	马妍 谷满仓	郭戈登 Gordon Guo 夏天鹏* Jason Xia 夏天宇* Tianna Xia 赵贝蒂 Betty Zhao	连璧 Bi Lian 彭萌萌 Maggie Peng 夏天鹏* Jason Xia 夏天宇* Tianna Xia	胡枫凌 Fengling Hu 连璧 Bi Lian 彭萌萌 Maggie Peng 安娜·罗森茨维格 Anna Rosenzweig 孙天琳 Tianlin Sun 魏冬昱 Dongyu Wei 夏天鹏* Jason Xia 夏天宇* Tianna Xia 延妮 Ni Yan
中方联系人	鲁惠顺	徐铭军（北京） 连庆泉，时亚平（温州）	徐铭军（北京） 连庆泉，时亚平（温州） 朱成楚，朱坚胜（台州）	沈晓风（南京） 余大松，程薇薇（上海） 严海雅，屈煜（宁波）

* 这些人参加"中国行"三次以上（包括2009年）

　　你应该记住这些中国分娩镇痛的功臣们，没有他们尽心尽力的工作，"无痛分娩中国行"就成了空话和口号了。

1 星期每天 24 小时中美多学科医护人员产床边并肩交流：

> 杭州站：2008年6月8日～14日
> 地　点：浙江大学医学院附属妇产科医院产房
> 北京站：2010年6月6日～11日
> 地　点：北京市妇产医院产房
> 温州站：2010年6月6日～11日

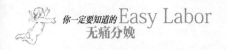
地　　点：温州医学院附属第二医院产房

台州站：2010年6月6日～11日

地　　点：温州医学院台州医院产房

南京站：2011年8月14日～19日

地　　点：南京市妇幼保健院产房

宁波站：2011年8月14日～19日

地　　点：宁波市妇幼保健院产房

上海站：2011年8月14日～19日

地　　点：上海国际和平妇幼保健院产房

全套中英文的麻醉、产科、护理三个学科的细则，职责和临床记录[2]：

产科麻醉：

入院病史体检

镇痛记录单

产科麻醉职责：交接班、各紧急事件

分娩镇痛专用车配置：药物、器械、更新时间

实施细则：各项工作的详细步骤，注意事项，药物剂量(供参照)

产后随访记录（镇痛记录单内）

产科：

入院记录

产科护理：

产科护士职责：交接班、分娩镇痛、紧急事件、剖宫产

产科护士产程记录

No Pain Labor N'Delivery

无痛分娩中国行

麻醉及产科术前病史和体检表

Patient's Name 患者姓名

Hospital # 住院号

DATE 日期

Hx of Present Pregnancy and Illness 现病史和妊娠史： G孕_____ P产_____ Gestational Weekdays孕期_____ HTN高血压；Edemas水肿；+，++，+++；Headache头痛；Blur Vision视物模糊； Hyperglycemia高血糖；Abdominal Pain腹痛；Vaginal Bleeding 阴道出血		Current Medications现用药物
Previous Anesthesia & Surgeries麻醉/手术史	Allergies/ Intolerances 药物过敏/副反应史	
Family Hx of Anesthesia/Medical/Surgical Cx 麻醉/内科/外科并发症		
SYSTEM REVIEW系统回顾 / Normal正常or COMMENTS详细描述（Space on the back）		LABORATORY实验室检查
Normal正常CARDIOVASCULAR心血管: HTN高血压，CAD/MI冠心，Valvular Dz瓣膜病，CHF心衰，Arrhythmia心律失常，PVD周围心管病，CVA/ITA中风		EKG心电图，Echo（心超） CXR胸片，ABG血气分析
Normal正常RESPIRATORY呼吸道：Asthma哮喘，COPD慢阻肺，Snoring/OSA睡眠呼吸暂停，Recent URI/Pneumonia新近上呼吸道感染/肺炎		Liver Function Test 肝功能
Normal正常GI/HEPATIC消化道：LiverDz肝病/Heptitis肝炎，HiataHernia食道裂孔疝，GERD胃食管反流		
Normal正常RENAL/ENDOCRINE肾脏/内分泌：DM糖尿病，Steroid糖皮质醇，Thyroid Dz甲状腺病，Renal Failure肾衰		CHEMISTRIES生化
Normal正常NEURO/MUSCULOSKELETAL神经/肌肉骨骼：Seizures癫痫，Paralysis瘫痪，Arthritis关节炎：Neck颈，Scoliosis（脊柱畸形），LBP（腰痛）		
Normal正常HEMOTOLOGY血液病：Bleeding Dz出血病，Anemia贫血，Transfusion输血		LMP末次月经
Smoking Hx吸烟史	Alcohol Use饮酒史	Substance Use 吸毒史	Social Situation社会情况：

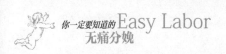
你一定要知道的 Easy Labor
无痛分娩

AIRWAY气道 TMJ Opening 下颌开启＿＿＿＿ Neck Movement颈活动度 □Full ROM □＿＿＿＿ H-M Distance舌颌距离 ＿＿＿＿ Mallampati Class＿＿＿＿ Dental牙齿： Chipped缺损，Missing缺失， Loose松动，Capped假牙， Bonded矫正牙， Bridge桥，Carious蛀牙 AirwayPath病理气道：	PHYSICAL EXAMINATION体验（Space on the back）		
	HEART 心脏		LUNGS 肺
	OBSTETRICAL EXAM（产科 检查）：	BP　　　　　mmHg HR　　　　　B/m RR　　　　　T/m SaO$_2$　　　　% T　　　　　℃ Ht身高 Wt体重	
	OBTESTRICAL DX（产科诊断）： ASA Physical Status麻醉科指征：ⅠⅡⅢE FASTING STATUS禁食：Last Solid固体@ ＿＿＿＿ Last Liquid液体@ ＿＿＿＿		
ANESTHETIC PLAN麻醉计划 CSE腰硬联合，Epidural 硬膜外， Spinal腰麻，GAET全麻插管， Others其他：	OBSTETRICAL PLAN 产科计划 Vaginal （阴道） C-section （剖宫产） Others其他：	Obstetrian 产科医生： Anesthesiologist 麻醉医生：	Date日期： Time时间：

228

No Pain Labor N' Delivery
无痛分娩中国行
LABOR ANALGESIA RECORD
分娩镇痛记录

Name 姓名
Hospital #住院号
Date 日期

DIAGNOSIS 诊断	STRT 起始	DATE 日期	AGE 年龄	HT 身高	WT 体重	PAGE 页码 /
PROCEDURE 操作		TIME 时间	GRAVIDA 孕次	Para 产次	Gest.Age 胎龄(周)	ASA PS 体检分级
OBSTESTRICIAN 产科医师	END 结束	DATE 日期	HISTORY 病史			1 2 3 4 5 6 E
ANESTHESIOLOGIST 麻醉主治医师		TIME 时间	MEDICATIONS 用药			
TRAINEE 住院医师	LDR 产房#		Allergies 过敏/副反应			

EQUIP/DRUGS CHECKED 检查药物/器械	ANESTHETIC TECHNIQUE 麻醉操作		EVENTS (if any) 事件
SPECIAL ACCESS 特殊通道	□EPIDURAL 硬膜外 PREP 皮肤准备 ___ Position 体位 ___		
SPINE 硬膜外 ___ LOC 部位 ___	□SPINAL 腰麻 Epidural Needle 硬膜外针# ___ □L-O-R 阻力消失	□+CSF 脑脊液 (由) □epd needle 硬膜外针 □epd cath 硬膜外导管	
SPINE 中心静脉 ___ LOC 部位 ___	□CSE 腰硬联合 Spinal Needle 腰麻针# ___ □CSF 脑脊液	□-Blood w/血液 (由) □spinal needle 腰穿针 □epd cath 硬膜外导管	
CATH 麻醉给药管 ___ LOC 部位 ___	□+PCEA 病人自控镇痛 Site 部位#1 2 3 Cath/mSpace 硬片/留管 ___ cm,At Skin 皮肤 ___ cm	□-Paresthesia w/触电感 (由) □spinal needle 腰穿针 □epd cath 硬膜外导管	
	□+AMBULATORY 行走 Test Dose via Cath 硬膜外置管试验:□Neg. 阴性 □Pos. 阳性	□Left 左 □Right 右 □Transient 一过性	

药 Drugs 药物																							Total 总量
Oxygen 氧气																								Drugs 药物
Bupivacaine 布比卡因 %																							
Ropivacaine 罗哌卡因 %																							
Lidocaine 利多卡因 %																							
硬外 Lidocaine1.5%+epi 试验剂量																							
Fentanyl 芬太尼 (mcg)																							
升压 Ephedrine 麻黄素 (mg)																							
升压 Phenylephrine 去氧肾 (mcg)																							
硬外 Bupivacaine 0.1%+Fentanyl 2mg/ml																							
Fluids 液体 Blood 输血																								Fluids 液体
Blood Loss 出血量																							
Urine OP 尿量																							

PAIN SCORE 疼痛分值 (0-10)																						
SENSORY LVL 感觉平面 Left 左																						
Right 右																						
产科 Dilation 宫口																						
Station																						
TEMPERATURE 体温																						
CV/Resp 心肺监护 ECG 心电图																						
SPO2 血氧饱和度																						
RESIDENT PRESENT 住院医师到场																						
ATTENDING PRESENT 主治/主任医师到场																						

COMMENTS 记录:
□Attending Available 主治在病房

DELIVERY 产出:
□NSVD 自然 □VAC 吸引 □Forceps 产钳
□CS Reason 剖宫产原因 ___
Time 时间 ___
Apgar 阿普加 ___ / ___

RECOVERY 恢复:
□DC Cath @拔管时间 ___
□Tip intact 管头完整

CONTROLLED DRUGS 控制药物
ml wasted 浪费, ml/vial 处方
Fentanyl 芬太尼 ___
Other 其他 ___

Infusion of 滴注液 ___

LEGEND 符号: TIME 时间	200										
⊣⊢ Cuff BP 血压	180										
⟷ A. Line BP 动脉血压	160										
	140										
⟷ HR 心率	120										
⟷ Fetal HR 胎心率	100										
	80										
	60										
	40										
	20										

229

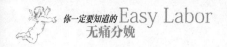
你一定要知道的 Easy Labor
无痛分娩

Anesthesia Routine麻醉常规

1. Anesthesia shift change checklist 麻醉交接班常规

Emergency C-section related

急诊剖宫相关的:

- Anesthesia machine safety check
  麻醉机安全检查
- OR set up check: monitors, suction, airway equipment and battery
  手术室内准备检查:监护仪,吸引器,气道处理设备,电池
- Medications for aspiration prevention: metoclopramide, ranitidine, Bicitra or 50mLNaHCO$_3$
  药物准备:预防反流/误吸:甲氧氯普胺、雷尼替丁、枸橼酸合剂成或50ml碳酸氢钠
- Medications for anesthesia: Propofol, Succinylcholine, 3% 2-Chloroprocaine or 2% Lidocaine mixture
  麻醉药物:异丙酚、司可林、3%氯普鲁卡因或2%利多卡因混合物(碱化)

Mobile Cart Check list（See a separated document for the details）

麻醉车清单（详见另一专门的清单）

- Medications including the test dose
  药物准备包括试验剂量
- Airway equipment

气道处理设备
- IV supplies
  静静输注液体
- Documents
  记录单

Current Patient Situations sign-off

患者当前状况核查

- Special H&P, airway examination, and lab results, coagulopathy, and other risks
  特殊病史、体征、气道检查、实验室检查结果、凝血功能及其他风险
- Current neuraxial block:
  当前椎管内阻滞情况：
- Starting Time
  开始时间
- Function status（re-dose times, sensory levels, pt pain scores/satisfaction），
  功能状况（再次给药时间、麻醉平面、患者满意度）
- Pending status: H&P, lab results, plan
  未决情况：病史及体格检查、实验室检查、麻醉计划
- Risk of c-section and postpartum bleeding
  剖宫产和产后出血的风险

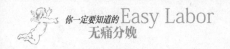
2. Daily Duty 日常工作

Preop Every Patients (see preop sheets)
病史体检和签知情同意每个入产房的病人（详见病史体检）

Anesthesia Pre-neuraxial Block
椎管内阻滞前麻醉核查

- Communicated with nurse, OB and anesthesia attending
  与护士、妇产科医生及麻醉主治医师沟通

- Monitoring, open IV and hydration
  接监护仪，开放静脉通道，补液

- Time-out: Patient ID, H&P/Pending labs, Allergies, Medications, Consents
  核对：患者住院号、病史、体格检查、实验室检查、过敏药物、目前用药、知情同意书

- The Mobile Cart ready for Medications, equipment, and supplies, etc
  麻醉车内已经准备好了药物、设备、静脉输液等其他辅助物品

Anesthesia Signoff麻醉结束后核查

- D/C epidural and document the tip of epidural catheter is intact
  拔除硬膜外导管，记录导管顶端是否完整

- Waste the rest of medications and document
  丢弃剩余药物并做文字记录

- Finalize anesthesia record

完成麻醉记录单

Making round routinely（定期查房）

Follow-up care随访

- Has every patient from yesterday been evaluated post-partum by anesthesia？

  麻醉医生是否评估了昨天以来所有产后患者?

- Does any patient report any potential complications？ Headache, neurological finding, back pain？

  是否有患者主诉任何并发症? 比如头痛、神经症状或背痛?

- Have the patients with potential complications been worked-up appropriately？（History, Physical exam, possible imaging, medications, etc）

  有并发症的患者是否已经恰当处置?（病史、体检、可能的影像资料、药物治疗等）

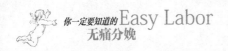

麻醉流动车的配置/Mobile Cart（12小时用量based on 12 hours usage）

Medications	N	药物	Others	N	用品
0.5 mg/ml Atropine	2	0.5 mg/ml阿托品	Alcohol swabs	10	酒精 棉签
1 mg/ml Epinephrine（1：1000）	10	1 mg（1:1000）/1ml肾上腺素	Povidone Iodine preps	20	氯碱/碘消毒棉签
30 mg/ml Ephedrine	20	30 mg/ml麻黄碱	Labels for syringes	1e	注射器标签（USA带英文的）
10 mg/ml Phenylephrine	5	10 mg/ml去氧肾上腺素	Glass cutter	1	齿轮
5 mg/ml Nitroglycerine	2	5 mg/ml硝酸甘油	Syringes, needles	30e	注射器5 ml, 10 ml, 20 ml针头
10 mg/ml Metoclopramide	10	10 mg/ml甲氧氯普胺	1 ml TB syringes	10	1 ml胰岛素注射筒
5% 250 ml NaHCO₃（50 ml=Bicitra30 ml）	1	5% 250 ml碳酸氢钠（50 ml口服）	Epidural kits/CSE kits	10	硬膜外包/腰硬联合包
20 mg Famotidine（＊50 mg Ranitidine）	10	20 mg法莫替丁（*50 mg雷尼替丁）	Spinal needles 25G, 27G	20	腰穿针25G或27G
10 ml 0.75% Ropivacaine	25	10 ml 0.75%罗哌卡因	Extra epidural catheters	5	无菌硬膜外导管
*10ml 0.5% Bupivacaine	25	*10 ml 0.5%布比卡因	PCEA tubing	10	镇痛泵专用输液管
*10ml 0.75 Levobupivacaine	25	*10 ml 0.75%左旋布比卡因	100ml Bags	2	100 ml药袋
*3% 2-Chloroprocaine（powder+15 ml）	5	*3% 2-氯普鲁卡因（稀释到15ml）	Tape 2*	3	2吋胶带
5 ml 2% Lidocaine	25	2%利多卡因5ml	Adhesive spray	1	胶黏剂喷涂（USA带）
20 ml 2% Lidocaine	10	2%利多卡因20ml	Pumps	5	泵

100 mcg/2 ml Fentanyl （control substances）		芬太尼 （控制药品）		Mask/ Ambu bag	1e	面罩/简易呼吸器
4 mg/2 ml Ondansetron/ Tropisetron	5	4mg/2 ml恩丹西酮/*托烷司琼		ETTsize 7.0, *2.0	1e	气管插管7号，*2号
1 g/10 ml Calcium Gluconate	5	1 g/10 ml 葡萄糖酸钙		LMA Size3,4	1e	喉罩3号，4号
0.4 mg/ml Naloxone	1	0.4 mg/ml纳洛酮		Laryngoscope Mac 3,4	1e	直接喉镜Mac 3,4
20 ml 10% Propofol	5	异丙酚200 mg		Bougie	1	藤条（USA带）
200 mg/10 ml Succinylcholine	1	200 mg/10ml 司可林		Blood tubing	2	输血输液管
20% Intralipid 500 ml	1	20%脂肪乳剂 500 ml		Angiocath 16G, 18G, 20G	5e	静脉穿刺针16，18，20号
0.9% NS 10 ml	10	0.9%生理盐水 10 ml		Mask	1bx	口罩
0.9% NS 100 ml	20	0.9%生理盐水 100 ml		Antiseptic lotion	1	洗手消毒液
0.9% NS 500 ml	5	0.9%生理盐水 500 ml		Gloves	20	手套
Documents病历		Consents知情同意书　　Preop Sheets麻醉病史体检 Analgesia Records分娩镇痛记录单　　F/U Sheets麻醉访视单				

Self–Made Daily/Shift Bags每班（every 12h）需要配制的药物

Medications/ Bags药物和药袋		Dilution配方
Ropivacaine or Levobupivacaine PCEA bags 罗哌（左旋布比）卡因镇痛药袋	1	0.1% Ropi罗哌+2 mcg/ml Fentanyl芬太尼=16 ml 0.75% Ropi + 5ml Fentanyl. （250 mcg）+100 ml NS=120 ml
*Bupivacaine PCEA bags布比镇痛药袋	1	0.0625% Bupivacaine布比+2mcg/ml Fentanyl芬太尼=15 ml 5% Bupivacaine + 5 ml Fentanyl + 100 ml NS = 120 ml

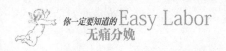
Crash C-Section紧急剖宫产利多卡因	1	20 ml 2% Lidocaine利多+ 2 ml Fentanyl芬太尼 + 3ml 5% NaHCO$_3$碳酸氢钠+0.1 ml Epinephrine肾上腺素1：1000.
Test Dose（20 ml）试验剂 1.5%Lido+Epi	1	15 ml 2% Lidocaine利多卡因 + 5 ml NS + 0.1 ml Epinephrine肾上腺素1：1000. = 20 ml
100 mcg/ml Phenylephrine 新福林（苯肾）	1	1 ml 10 mg/ml Phenylephrine + 100 ml NS = 100 ml
3mg/ml Ephedrine 麻黄碱	5	1 ml 30 mg/ml Ephedrine + 9 ml NS = 10 ml
50 mcg/ml Nitroglycerine 硝酸甘油	PRN	1ml 5 mg/ml Nitroglycerine + 100 ml NS, or double diluting

* Optional if others not available 根据情况选择

OBSTETRIC ANESTHESIOLOGY GUIDELINES
产科麻醉实施细则2011

Analgesia for Labor分娩镇痛

A. Patient Preparation 产妇准备

Prehydrate with 500~1 000 ml LR or NS, monitor BP, pulse ox, FHR（if possible）during procedure, ALWAYS left uterine displacement（LUD）when supine.

操作前/中，输林格液或生理盐水500~1 000ml，血压，脉搏氧饱和度，（有可能的话）胎心监护，卧位时绝对保持子宫左倾（右侧腰背部垫高）。

B. Technique 操作

Patient sitting or lateral, LOR air/saline, ave. depth of epidural space 4 cm, catheter threaded and kept at 4~5 cm, adhesive spray and tape catheter, reposition patient LUD, test dose with 3 ml 1.5% Lidocaine with 1:200,000 epi（positive td: increase in HR by 15 beats/min within 45 sec）, dose for analgesia（see options）

产妇座位或侧卧，硬膜外推注空气（和/或盐水）试负压法，平均深度4cm，置管4~5cm，去脂喷雾加贴保护导管，产妇子宫左斜位，试验剂3ml（1.5%利多卡因+1:200 000肾上腺素，阳性者：45秒内心率增加15跳/分），然后，给局麻药镇痛（见"药物选择"）。

C. Desired Analqesia 无痛的定义

Almost, BUT NOT COMPLETE pain relief（continues to feel

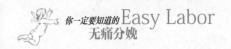
pressure/aware of contraction）, T_{10} sensory level for early labor, for late labor requires sacral level.

几乎不痛但不是完全不痛, 即, 能感受到压迫或宫缩, 早期（第一产程）应达到胸$_{10}$平面, 晚期（第一产程末）需要骶部的镇痛。

Options药物选择

A. First Staqe of Labor （T_{10}–L_1 level）第一产程（胸$_{10}$– 胸$_1$）

1. Epidural analgesia 硬膜外镇痛

Nulliparas and parous women in latent or early active phase of labor. Also women with suspected difficult airway, or with increased risk of cesarean delivery.

潜伏期或产程早期的初/经产妇、疑有困难气道或有可能剖宫产者

a. Initial bolus初始量：0.125% Bupivacaine布比卡因10～15 ml + Fentanyl芬太尼50～100 μg, or, 20ml bolus of the infusion solution或以下维持量b的药液

Expect analgesia in 10～12 min. 10～12分钟内起效

b. Infusion持续量：0.06% Bupivacaine布比卡因 + Fentanyl芬太尼2μg/ml; 8ml/h, 8ml per, max32ml/h（PCEA）, or 12～15 ml/h（bolus, or cont. infusion）

2. Combined Spinal/Epidural （CSE）腰硬联合

Can be used at all stages of labor, but particularly useful with opioid only for latent phase labor in nulliparous women, or late 1st stage or 2nd stage of labor in all women. Use cautiously in patients at high risk for cesarean delivery as epidural catheter placement not known to be correctly placed until spinal drugs wear off. USE 4–5 INCH WHITACRE SPINAL NEEDLE and epidural kit. Locate epidural space with Tuohy epidural needle, pass spinal needle through Tuohy （SPINAL NEEDLE PASSES DURA BEFORE THE NEEDLE HUBS MEET）, inject spinal drugs, remove needle, thread epidural catheter, test catheter, start continuous infusion （same as epidural）.

可以用于各期产程的产妇，但初产妇潜伏期的用药不一样 （2.a.），有可能剖宫产者三思而行（因为只有在椎管内局麻药过性后才能知道硬膜外是否工作），用4～5吋的Whitacre腰穿针配硬膜外包或腰硬联合包，硬膜外针到位后，通过硬膜外针孔进腰穿针，给腰麻药，退针，置硬膜外管，给试验剂，微泵硬膜外持续量（1.b.）

a. For pts in EARLY 1st staqe （1～3 cm）初产妇宫口3cm以下
   Spinal: 25μg（0.5ml）Fentanyl腰麻 25μg（0.5ml）芬太尼

b. For pts nulliparous in active labor （5～10 cm） & all parous pts or for 2nd stage初产妇宫口>4或经产妇（含第二产程）
   Spinal: 15μg （0.3ml） Fentanyl + 0.5% Bupivacaine （preservative free） 0.5 ml
   腰麻: 15μg（0.3ml）芬太尼+0.5%布比卡因0.5ml（无防腐剂）

c. Infusion持续量: see见A1.b.

3. *The relative labor analgesic potency rations of ropiv: bupiv 0.65 intrathecally and 0.6 epidurally, use ropivicaine dose accordingly*
   罗哌的剂量是布比/0.65（腰麻），布比/0.6（硬膜外）的量

Analgesia for Assisted Vaginal Delivery器械助产的镇痛

1. *Epidural in place 硬膜外置管者*

Sit patient 60-90 degrees head up, desire dense S2-S4 level.

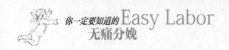

置产妇坐位或半卧位（60°～90°），镇痛平面骶2～4。

Bolus: 10-12 ml 3% Chloroprocaine （when quick onset needed, possibility of fetal distress）, Or 10-12 ml 2% Lidocaine （have time for block onset of 5～8 min）

10～12ml 3%氯普鲁卡因（有胎儿窘迫可能的紧急情况），或2%利多卡因（5～8分钟起效）

2. *No analgesia in place* 无镇痛者

Spinal: 40～50 mg hyperbaric Lidocaine （5%）

腰麻：40～50 mg高比重5%利多卡因

Troubleshooting疑难排解

A. Inadequate analgesia 镇痛不全

1. Bilateral sensory level below T_{10} during first stage

第一产程中双侧感觉平面低于胸$_{10}$

Bolus: 10～12 ml 0.125% Bupivacaine

追加0.125%布比卡因10～12 ml

Infusion: increase by 3～4 ml/hr调高微泵3～4 ml/h

2. Inadequate analgesia despite bilateral T_{10} level after 1 bolus of 0.125% Bupivacaine

追加0.125%布比卡因后，双侧感觉平面在胸$_{10}$，镇痛仍不完全

Try 0.25% Bupivacaine 10ml, and if this does not work, replace catheter.

追加0.25%布比卡因10ml仍不满意者，重新置管

Infusion: change to 0.1% Bupivacaine and Fentanyl 1.6 μg/ml改成微泵0.1%布比卡因+1.6μg/ml芬太尼

3. "Window" of inadequate analgesia "窗口型"镇痛不全

a. Place patient on side of window卧于痛侧位

b. Bolus: 8 ~ 10 ml 0.125% Bupivacaine.

　追加0.125%布比卡因8 ~ 10ml

c. Infusion: increase 2 ~ 3 ml/hr.调高微泵2 ~ 3 ml/h

4. "Back labor" frequently occiput posterior position
"腰背痛"常见于胎枕后位

a. Bolus: 50 μ g （1ml） Fentanyl + 10 ml 0.125% Bupivacaine

　追加50μg（1ml）芬太尼+0.125%布比卡因10ml

b. Infusion: change to 0.1% Bupivacaine with 1.6 μ g/ml Fentanyl at 15 ~ 18 ml/h

　改成微泵0.1%布比卡因+1.6μg/ml芬太尼15 ~ 18ml/hr

5. Inadequate second stage analgesia 第二产程镇痛不全

a. Bolus: sit patient head up; give 7 ~ 10 ml 0.125% Bupivacaine

　产妇起坐（（半）坐式分娩），追加7 ~ 10 ml 0.125%布比卡因

b. Infusion: increase 3 ~ 4 ml/h调高微泵3 ~ 4ml/h

6. Persistent inadequate 2nd stage analgesia despite 5.ab
经5.ab处理后,第二产程镇痛仍不满意

a. Bolus: 0.25% Bupivacaine, 5 ~ 8ml

　追加5 ~ 8ml 0.25%布比卡因

b. Infusion: increase 3 ~ 4 ml/h再上调微泵3 ~ 4ml/h

B. Has catheter migrated？（pt's clinical/sensory exam unclear）硬膜外导管移位？（产妇的感觉平面不清楚）

a. Bolus: 8 ~ 10 ml 2% Chloroprocaine or 8 ~ 10 ml 1% Lidocaine: Both result in analgesia in 5 mins.

DECIDE EARLY IF CATH NEEDS TO BE REPLACED

追加8 ~ 10 ml 2%氯普鲁卡因或8 ~ 10ml 1%利多卡因，5分钟内

241

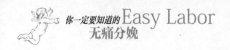

均应起效；否则，重新置管，切忌拖延误事

C. Hypotension– systolic ≤ 100mmHg or 20% below baseline
低血压 – 收缩压低于 100mmHg 或 20% 的基础收缩压

a. Crystalloid bolus快速输晶体

b. Ephedrine IV 5～10 mg or Phenylephrine 100 μg if crystalloid bolus not adequate
静注麻黄碱5～10mg或去氧肾上腺素100μg争取时间

D. Fetal bradycardia within 15 ～ 30 minutes INITIATING labor analgesia 分娩镇痛后15 ～ 30 分钟的胎心过缓

a. Check sensory level, rule out high– or total spinal anesthesia查感觉平面排除高位或全脊柱麻醉

b. Rule out hypotension排除低血压

c. Left lateral position左侧卧位

d. Increase IV fluids加快静脉输液

e. Supplemental oxygen给氧

f. Administer Ephedrine 5～10 mg/dose IV EVEN IF MATERNAL BP NORMAL静注麻黄碱5～10 mg（即使产妇血压正常）

g. Discontinue oxytocin infusion暂停缩宫素

h. Consider nitroglycerine 100 μg bolus, or Terbutaline 0.25 mg SQ考虑硝酸甘油100μg静注，或特布他林（β₂肾上腺素受体激动剂）皮下注射，以减缓宫缩

Cesarean Section剖宫产

A. General Considerations 常规

1. *Preop术前：* 30 ml Bicitra枸橼酸合剂口服，

10 mg Metoclopramide IV 甲氧氯普胺静注，

50 mg Raniditine雷尼替汀静注

2. Intraop术中：

a. T_4 sensory level, low pressure/N & V with delivery common

双侧胸$_4$平面，常见低血压和恶心呕吐

b. Oxytocin infusion 20 units/L, Start after cord clamp until uterine tone improves then decrease rate.

缩宫素静滴，20单位/L，始于夹断脐带，宫缩满意后减量

c. LUO产妇子宫左斜位

d. Total fluid: approximately 2 liters总液体量约2 000ml

e. Total blood loss = 800 ~ 1 000 ml 总失血量800 ~ 1 000ml

3. Postop术后：Postop pain options术后镇痛选择：

a. Epidural PF Morpine （Duramorph）：3.5 ~ 4 mg （0.5 mg/ml, 7 ~ 8 ml） after cord clamp

夹断脐带后，硬膜外置管内注射3.5 ~ 4 mg （0.5 mg/ml, 7 ~ 8 ml）无防腐剂吗啡（需要40分钟起效）

b. Intrathecal PF Morphine: 150mcg （0.5 mg/ml, 0.3ml）

椎管内无防腐剂吗啡150mcg （0.5 mg/ml, 0.3ml）

a & b REQUIRE POSTOP DURAMORPH ORDERS

注意！a和b都需专项术后医嘱，以防合用其他吗啡类镇痛剂，导致过度呼吸抑制

c. IV PCA产妇自控静脉镇痛

B. Elective C/S 择期剖宫产

1. Spinal （also option in urgent c/s） co-hydrate 1 ~ 1.5L

腰麻（也可用于急诊剖宫产），快速输液1 ~ 1.5L的同时

0.75%hyperbanic Bupivacaine 1.6 ml + fentanyl 15 μg （0.3ml）

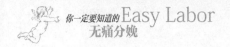
0.75%高比重布比卡因1.6 ml + 芬太尼15μg（0.3ml）

2. Epidural: co-hydrate 1 ~ 1.5L
硬膜外，在快速输液1~1.5L的同时

a. Most common: 2% Lidocaine 20 ml + 84% $NaHCO_3$ 2 ml + 100μg Fentanyl（2ml）+ 10μg Epinephrine = 20~25 ml（in 30 ml syringe）

最常用：2%利多卡因20 ml + 8.4%碳酸氢钠2 ml + 100μg芬太尼（2ml）+ 10 mcg肾上腺素 = 20 – 25 ml（用30ml针筒）

b. 3% 2-Chloroprocaine 2-氯普鲁卡因20~25ml

C. Emerqent C/S 紧急剖宫产

1. GA 全麻

a. Check airway, Bicitra 30ml, LUD, 4 vital capacity breaths, check fetal heart tones

检查气道，口服枸橼酸合剂30ml，左子宫位（20° 侧卧位），4次深呼吸，查胎心

b. Don't induce until surgeon ready!!（gowned, scalpel in hand）

产科医生没有准备好（一切就绪，手术刀在手）前，绝不全麻诱导！！

c. RSI with cricoids pressure: 1-1.5mg/kg Propofol; 1 mg/kg Succinylcholine Check BS, ET CO_2, tell OB to start.

环状软骨加压，1-1.5mg/kg丙泊酚+1mg/kg琥珀酰胆碱-快速诱导，听呼吸音，测到CO_2让产科动刀

d. Before delivery 50% O_2-50% N_2O, Iso/Sevo 1MAC

胎儿产出前，50%氧+50%氧化亚氮+异/七氟烷 1MAC

e. After delivery 30%O_2+70% N_2O+Iso/Sevo 0.5MAC（must

decrease）, Fentanyl 150~250μg IV; non-depolarizing muscle relaxant if needed （MgSO₄ will potentiate!）

胎儿产出后，30%氧+70%氧化亚氮+异/七氟烷 0.5MAC（必须减量）+静脉 150-250μg 芬太尼+去极化肌松剂（不一定需要，硫酸镁静滴增加肌松剂的作用）

f. Consider Midazolam for amnesia

必要时考虑咪哒唑仑以防术中知晓

g. Empty stomach with OG, extubate awake.

胃管排空胃内容，清醒拔管

2. *Epidural in place* 有硬膜外置管者

3% 2-Chloroprocaine氯普鲁卡因20-30ml

（entire dose within 3~5 mins 3~5分钟内全部给完）

Pharmacologic Approach To Post-Partum Hemorrhage 产后出血的药物选择

a. Pitocin （Oxytocin）缩宫素20~30 units/1000 ml

b. Methergine （ergotrate）麦角新碱：0.2 mg IM
（NOT IV绝对不能静脉注射，高血压忌用）

c. Hemabate （Prostaglandin F2α）欣母沛（前列腺素F₂α):0.25 mg IM （NOT IV绝对不能静脉注射，哮喘忌用）

d. Misoprostol米索前列醇：0.5 ~ 1.0 mg per rectum肛栓

a, b, c may be given intramyometrially by the obstetrician

以上a，b，c可由产科医生子宫肌内注射

D & C For Retained Products胎盘滞留刮宫

Large bore IV access, T & S, consider T & C （minimum 2 units）, Bicitra 30 ml, volume resuscitate

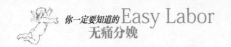
大号静脉通道（16G以上），血型配血（至少2单位），口服枸橼酸合剂30ml，输液扩容

Anesthetic options 麻醉选择

1. MAC/paracervical block（anticipate deep sedation）

麻醉监护+宫颈旁阻滞（可能需要较深的催眠深度）

2. Existing epidural 有硬膜外置管者：

10～15 ml 3% 2-Chloroprocaine（T_{10}level）

3% 2-氯普鲁卡因 10～15 ml（胸$_{10}$平面）

3. Spinal腰麻： 5% Hyperbaric Lidocaine 40～50 mg

5%高比重利多卡因40～50 mg

4. GA（rarely done）全麻(很少用)

RSI as above. Etomidate 0.2 mg/kg or Ketamine 2 mg/kg if patient hypovolemic. Maintenance 50% O_2-50%N_2O Iso/Sevo 1.5-2MAC till uterus evacuated then decrease to 0.25MAC.

快速诱导（C.1.c.）：低血压者，用0.2 mg/kg依托咪酯或2 mg/kg氯胺酮诱导；50%氧+50%氧化亚氮+异/七氧烷1.5-2MAC维持，刮宫干净后减至0.25MAC

Uterine Relaxation（may need w/ C/S or retained placenta）
子宫肌松（剖宫产或胎盘滞留刮宫中可能需要）

a. IV Nitroglycerin, titrate to effect & maternal BP in 100μg increments usual dose 100-250μg）

根据作用和孕妇血压，静脉硝酸甘油100μg起步，逐渐加量，通常100～250μg

b. Inhalational gases: Requires 3-4 MAC and ET intubation

全麻，气管插管，吸入麻醉至3～4MAC

C–Cerclage宫颈环扎术（T_{10} level胸$_{10}$平面）

Spinal腰麻：co–hydrate 1L，快速输液1–1.5L的同时

5% Hyperbaric Lidocaine 40–50mg（1ml）

5%高比重利多卡因40~50mg（1ml）

Tubal Ligation输卵管结扎术（T_4level胸$_4$平面）

1. *Existing epidural 有硬膜外置管者：*

   15–20 ml 2% Lidocaine利多卡因

2. *Spinal腰麻：* 5% Hyperbaric Lidocaine 75~100mg

   5%高比重利多卡因75~100 mg

痛 No pain Labor N'Delivery

Nothwestern University Feinberg School of Medicine

美国西北大学芬堡医学院

Nothwestern Memorial Hospital Prentice Women's Hospital

美国西北纪念医院普林蒂斯妇产医院

Harvard Medical School Beth Israel Deaconess Medical Center Department of Anesthesia

美国哈佛医学院碧英以色列狄肯尼斯医疗中心麻醉–重症–疼痛医学科

The Ohio State University, College of Medicine, Department of Anesthesiology

美国俄亥俄州立大学医学院麻醉科

University of Texas Southwestern Medical Center at Dallas

美国达拉斯德克萨斯大学西南医学中心麻醉科

State University of New York at Stony Brook Medical Center

Department of Anesthesiology

美国纽约州立大学石溪分校医学中心麻醉科

University of Florida College of Medicine Department of Anesthesiology

美国佛罗里达大学医学院麻醉科

Chinese American Society of Anesthesiology-CASA

美国华人麻醉医学会

The Society for Obstetric Anesthesia and Perinatology-SOAP

世界产科麻醉和围生医学学会

Chinese Medical Association Chinese Society of Anesthesiology

中华医学会麻醉学分会

No Pain Labor N' Delivery
无 痛 分 娩 中 国 行
OBSTETRICAL ADDIMMISSION RECORD
产妇入院记录

Name 姓名
Hospital #住院号
Date: 日期

| 时间 | ARRIVED FROM 来自:
□ ED 急诊□ Home 家□ Clinic 门诊□ Floor 病房□Transfer from 外院_____ | | | ACOMPANIED BY 陪同: | |

| 部门 | ADDMITTING NURSE 接待护士 | VIA 通过:□Wheelchair 轮椅□ Cart 推车□ Ambulatory 步行
□ Ambulance 救护车□ Other 其他_____ |

MISSION COMPLAINT 入院主诉:

	AGE 年龄	GRACIDA 孕次	TERM 足月	PRETER M早产	Antibdy 抗体	LIVING 存活
○ Labor 排除临产　　　　□ Scheduled Procedure ○ PTL 排除早产　　　　预约操作: ○ SROM 排除破水　　　_____ ○ PIH 排除妊高征						
crease Fetal Movement 胎动减少	LMP 末次月经	EDC 预产期	EGA 胎龄	HT 身高	WT 体重	Wt Gain 增重
adache 头痛　　　　　□ Other 其他: usea /Vomiting 恶心/呕吐 tus Post Fall/MVA 摔倒/车祸						

ASSESSMENT: (Subjective)产科评估 (主观指标)

s: □Soft 软 □NonTender 不硬□Tender 硬 □ Ridge 极硬
)Contractions 宫缩 q____ Date/Time 时间_____
Movement: □ Present 有 □ Absent 无□ Decreased 减少
动)Last movement: Date/Time 末次时间_____
branes:□DeniesRupture 没破□Rupture 破□Unsure 不清
)Rupture Date/Time 破膜时间:____Color 颜色____
PTL 排除早产
nt Intercourse Time 末次性交时间_____
all/MVA point of Impact 摔倒/车祸涉及部位_____

ULTRASOUND 超声:
□Done 有 □Not Done 无□Available 能做□Not Available 不能做
Initial Date 首次日期:
EDC by US 预产期_____EGA by US 胎龄(周)_____
FINAL EDC 最后确定的预产期_____
PREVIOUS BLOOD TRANSFUSION 输血史
□ No 无□ Yes 有 □ Reaction 反应_____
Previous C/S 剖宫产史　　　　　　□ Yes 有 □ No 无
Attempted VTOL 剖宫产后阴道分娩 □ Yes 有 □ No 无
LAST INTAKE 末次饮食
Solid 固体: Date/Time: 日期时间_____
Fluid 液体: Date/Time: 日期时间_____

NATAL LABS:产前实验室
ne 有 　　□ Not Done 无
ilable 能做□Not Available 不能做
Type 血型_____
ody 抗体_____
lla 风疹_____
g 乙肝表面抗原_____
, 梅毒_____. Date 日期_____
S (ASO)_____
艾滋病毒_____
结核菌素试验_____
胸片_____

CURRENT MEDICATIONS 目前服用药物:

CURRENT RISK FACTORS / OB COMPLICATIONS 目前危险因素/产科并发症:

PRIOR PREGNANCY RISK FACTORS 怀孕前危险因素:

MEDICAL/SURGICAL Hx 内/外科病史:

ALLERGIES 过敏/副反应史:_____
Reaction 表现:_____
□ NKDA 无药物过敏 □ Allergy Bracelet Applied 戴上药物过敏警示手镯

CEDURES: (Objective)操作 (客观指标)
art 静脉:Location 部位_____Size 针号_____
液体 type / Rate 种类/滴速_____Glucose 血糖_____
Examiner 检查人_____Date/Time 时间_____
t 完整 □ ROM Color 破膜羊水颜色_____
羊齿状结晶: □Absent 阴性 □Present 阳性
ine 石蕊试纸: □Absent 阴性 □Present 阳性(碱性)
g 羊水池: □ Absent 阴性 □Present 阳性
s Sent 送血检_____□Urine sent 送尿检_____
ures sent 送培养_____□ Other 其他_____

ALYSIS 尿常规: S-Gravity 比重____Color 颜色____
e 外观____Leuko.白细胞____Heme 尿红素____
糖____Ketones 酮____Protein 蛋白____

RESEARCH SUDIES 参加研究:
□No 无 □Yes 有
AMBULATION 活动
EFM off 无胎心监护_____Walking for 行走_____Hrs 小时
DISPOSITON 出产房 Date/Time 时间_____
□ Admitted to 住院病区
Via 通过:□ Ambulatory 行走□Wheelchair 轮椅□Cart 推车
Report given to 交班给:_____
□ID Band Applied 病人手镯 □ Clinical Nutrition Consult 营养师会诊
□Home w/ Instructions 带出院指导回家
□Verbalizes Understanding 能理解口头交代
□Discharge AMA 自动离院
□Social Work/Wellness Center Consult 社区服务中心

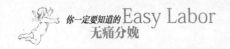

Clinical Duties for L & D Nurses
产科护士日常工作责职2011

Sign-off/Shift Changes & Sign-out 交接班事项

Sign-off/Shift Changes 交接班的内容

- S-Situation当前情况

OB related产科有关

  o gravid/parity, edc, abortions/miscarriages, gestational age
  胎次，流产，孕周

  o membrane status （SROM or AROM or intact if ruptured, when and color fluid）
  胎膜完整性；破膜的，怎么破的，羊水颜色如何

  o contraction pattern子宫收缩节律

  o fetal heart rate, pattern, variability胎心，波动，模式

Medication related药物有关

  o Allergies过敏史

  o current meds现在用药

- B-Background背景

  o medical-surgical history手术内科既往史

  o social factors个人家庭史

  o infections （hiv status, rpr status, hep B status, rubella status）
  感染史（艾滋病，疱疹，乙肝，风疹）

- A-Assessment检查

  o vital signs生命体征

  o blood type, rh status, gbs status, antibody status

血型，胎儿抗体

   o labs such as PIH各种实验室数据

● R–Recommendation计划

   o when next SVE check is due下次阴道检查

   o pending labs需要做的实验室检查

   o medications or antibx due下次药物和抗生素用药时间

Sign–out 产妇出产房交接

● SBAR上的全部内容

●Mother母亲

   o degree laceration产道撕裂程度

   o ebl出血量

   o pain meds镇痛药物

   o voids/stools大小便

● Baby: 新生儿

   o Weight体重

   o APGARS阿普加评分

   o breast or bottle feeding and amount

Safety Check at Shift Changes 交班中的安全性检查

● Full set of vitals including pain
包括疼痛在内的全套生命体征

● Check the IV site for any complications
检查静脉通道排除隐患

● If the patient has a Foley cath, check to make sure the pt is making urine and what color the urine is.
有持续导尿的，检查是否导尿畅通，尿液量和颜色

- Do a full assessment of the fetal heart tones and contraction pattern
  检查胎心和宫缩

- Make sure at least two side rails on bed are up especially if patient has an epidural.
  确认产床两侧有保护栏尤其是有分娩镇痛的

- Make sure the patient's call light to the nurse is in reach and they know how to get a hold of you if they need anything
  产妇可以触及能够呼叫你的拉线，保证随时能找到你

- Make sure the patient is updated on the plan of care
  产妇完全清楚最新的治疗计划

- Check to make sure the baby bed is set up and all resuscitation equipment is available and working
  确认婴儿床准备完毕，各类抢救器械全部完好就绪

- If the pt has preeclampsia make sure all the above and incl:
  子痫前期产妇，确认上面所有内容以外，还需要：

  o I/O are documented详细记录进出量

  o A full head to toe assessment is done including reflexes and check for clonus
  全面体验包括各种反射

  o Make sure Magnesium Sulfate is running at correct dose
  确认硫酸镁点滴的剂量

  o Total IV fluids should not exceed 125 ml/hr
  每小时总静脉液体量不超过125 ml

  o last lab values and when next set need to be drawn
  最后一次化验结果，和下次化验检查的时间

Daily Routine 日间常规

Admitting Patients 收治入院 – 进产房

- weigh patient称重

- obtain prenatal records if available收取产前检查记录本

- obtain urine sample 收集尿液标本

- apply extemal fetal monitor and toco体外监测胎心和宫缩

- take BP, pulse, temperature, respiratory rate, and pulse ox, pain
  测量血压、脉搏、温度、呼吸、脉搏氧饱和度和疼痛分数

- get a brief H+P简短询问病史和体检

- do a sterile vaginal exam or sterile speculum exam
  阴道或阴道镜检查

- scan for presentation胎位扫描

- notify provider/update provider as needed
  通知医生或者告诉医生新进展

Before Neuraxial Labor Analgesia 分娩镇痛操作前

- sit pt up or lie on side in proper position, Maintain pt in the
  position by holding the pt
  让孕妇处于坐位或者恰当侧卧，扶住孕妇保持体位

- put BP cuff and pulse ox on pt.
  安置血压袖带和脉搏氧饱和度

- set machine to take BP's q2 min until its stable（about 20min）
  设置监护仪每2分钟测一次血压直至稳定（20分钟）

- hang LR bolus bag, and wide open PIV and start LR bolus
  （500～1000cc）完全开放输液通道，林格氏液500～1 000 ml

During Neuraxial Labor Analgesia 分娩镇痛操作中

- adjust fetal monitor in order to trace baby, in case Mom's BP drops, we can tell whether or not baby's heart rate has dropped
  调整胎心监护仪持续监测胎儿，让我们能够判断胎儿的心率是否随孕妇血压下降而下降

- report when tachysystole occurs
  如果出现子宫痉挛马上报告麻醉和产科医生

- watch BP's to make sure they do not drop too much
  （SBP<100, or 20%<baseline, or FHR significant changes）
  观察血压确保不要下降太多（收缩压小于100，或者下降大于基础值20%，或者胎心变化明显）

- watch pulse during test dose to make sure it doesn't elevate too much（15 beats/min within 45 sec）
  给试验剂量时观察心率，确保没有增加过多（45秒内变化不超过15次/分）

- DO NOT manage epidural pump setting, pull off epidural catheters
  千万不要改动镇痛泵设置或拔除硬膜外导管

- communicate with anesthesia service if needed
  如有必要，请随时与麻醉医生保持沟通

To Prep for Delivery 准备接生

- Make sure oxytocin（IV or IM）is ready to give post delivery
  确认缩宫素是否准备好了（产后静脉或肌注）

- set up baby bed which includes设置婴儿床，包括：
  o oxygen 氧气
  o suction 吸引器
  o warm blankets 热毛毯

○ bulb syringe 吸引球

○ baby bed at right temp 婴儿床温度设置正确

- and any extras such as meconium aspirator, equipment to intubate if needed

  其他如胎粪吸引器、气管插管设备等

- set up delivery table 准备好接生台

- call anesthesia service for equipment delivery/c-section as soon as decisions made

  如果确定要器械助产或剖宫产，尽早通知麻醉医生

Emergency maneuvers 急诊处置程序

Decelerations 胎心不好

- OB assessment button 呼叫产科评估

- Discontinue Pitocin 停止输注缩宫素

- Start Lactated Ringer's bolus 输注乳酸林格液

- Apply Oxygen at 10 L per face mask 面罩给氧10L/分

- Sterile Vaginal Exam 阴道检查

- Change matemal position Right or Left lateral or hands and knees

  改变孕妇体位左或右侧位，或胸膝位

- Give terbutaline if patient contraction pattern in tachysystole, and ask anesthesia for their help

  如果子宫痉挛，给予特布他林，并请求麻醉帮助

- Prepare for going to operating room for further evaluation and possible cesarean section

  准备进手术室作进一步评估和剖宫产

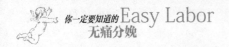
Cord Prolapse 脐带脱垂

● OB emergency button （get anesthesia and OB teams at bedside）

产科急诊按键（呼叫麻醉、产科医生到床旁）

● If feel cord when doing a cervical exam, do not take your hand out. You must keep the head off the cord. Compression of the cord could occlude blood flow to the baby.

如果做宫颈检查时感觉到脐带，切勿将手拿出来。
必须将脐带远离胎头，压迫脐带会阻断胎儿血供

● Change IV pump tubing to blood tubing

把静脉输液管换成输血管

● Move to OR赶紧把孕妇移到手术室

Shoulder Dystocia 肩难产

● Mark the time of the head 标记出胎头的时间

● Clarify with OB that there is a shoulder dystocia

确认产科医生知道有产妇肩难产

● Put head of bed down so patient is flat （unless provider tells you otherwise）

放平产床让产妇平卧（除非医生说不能放平）

● Call OB emergency （get anesthesia and OB teams at bedside）

呼叫产科急诊（呼叫麻醉和产科医生组到床旁）

● Call for neonatal resuscitation呼叫新生儿复苏

● Perform appropriate maneuvers: McRobert's, give suprapubic pressure, internally rotate, remove posterior arm, Woods' screw, Rubin. If unsuccessful, move patient to the operating room

酌情操作: McRobert法（屈曲大腿法: 抬高双腿，尽可能使腿接近腹部），耻骨联合上外加压，牵出后臂取后肩，Woods旋转法，内旋转（Rubin）手法。如果不能成功，把患者移到手术室

Post-Partum Hemorrhage for NSVD 阴式分娩产后出血

- Call OB emergency （get anesthesia and OB teams at bedside）
  呼叫产科急诊（呼叫麻醉和产科医生组到床旁）

- Estimate blood loss估计出血量

- Start Lactated Ringer's bolus/Hextand/Blood infusions
  开始输林格液/贺斯（中国现在是万汶）输血

- Change draw and hold to type and screen or type and cross
  通知血库将"送存血液"改成"血型-抗体测定"（中国还没有，是一个省血的办法）或"血型-血交叉"

- Start a second IV开放第二条静脉通路

- Apply pulse ox监测脉搏氧饱和度

- Obtain vital signs every two-five minutes
  每2～5分钟监测生命体征一次

- Start weighing pads
  开始称重纱垫（目前最准确的估算出血的方法）

- Give cytotec/hemabate/methergine as appropriate
  酌情给予缩宫素/欣母沛/麦角碱

- If necessary, move patient to the operating room for further evaluation
  如有必要，将患者运移到手术室进一步评估

Post-Partum Hemorrhage in OR 剖宫产后出血

- Make sure anesthesia and OB teams are aware of the volume of blood loss

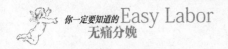

确认麻醉医生和产科医生知道出血量

- Together, estimate blood loss 与医生一道评估出血量
- Check under drapes for blood loss 检查铺巾下面出血量
- Count laps and estimate blood loss accordingly
  数纱布以估计出血量
- Start second IV 开放第二条静脉通路
- Give cytotec/hemabate/methergine as appropriate
  酌情给予缩宫素/欣母沛/麦角碱
- Change type and screen to type and cross
  通知血库将"送存血液"改成"血型-血交叉"

Seizure 惊厥（子痫）

- OB emergency（get anesthesia and OB teams at bedside）
  呼叫产科急诊（呼叫麻醉和产科医生组到床旁）
- Obtain IV access 开放静脉通路
- Pad bed railings 升起床背
- Possible medication administration 药物治疗
- Have a yankauer and suction at head of bed
  床头放置吸引器和吸引头

 No pain Labor N' Delivery

Nothwestern University Feinberg School of Medicine

美国西北大学芬堡医学院

Nothwestern Memorial Hospital Prentice Women's Hospital

美国西北纪念医院普林蒂斯妇产医院

Harvard Medical School Beth Israel Deaconess Medical Center

Department of Anesthesia

美国哈佛医学院碧英以色列狄肯尼斯医疗中心麻醉-重症-疼痛医学科

The Ohio State University, College of Medicine, Department of Anesthesiology

美国俄亥俄州立大学医学院麻醉科

University of Texas Southwestern Medical Center at Dallas

美国达拉斯德克萨斯大学西南医学中心麻醉科

State University of New York at Stony Brook Medical Center Department of Anesthesiology

美国纽约州立大学石溪分校医学中心麻醉科

University of Florida College of Medicine Department of Anesthesiology

美国佛罗里达大学医学院麻醉科

Chinese American Society of Anesthesiology-CASA

美国华人麻醉医学会

The Society for Obstetric Anesthesia and Perinatology-SOAP

世界产科麻醉和围生医学学会

Chinese Medical Association Chinese Society of Anesthesiology

中华医学会麻醉学分会

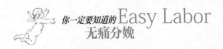

No Pain Labor N'Delivery
无痛分娩中国行
NURSE OBSTETRICAL PROGRESS SHEET
护士产程记录

Patient's Name 患者姓名

Hospital # 住院号

DATE/SHIFT 日期/班次

	AD DATE 入院日期	BLOOD TYPE血型	EDC 预产期	GESTATION 孕周	GRAVIDA 孕次	TERM 足月	PRETERM 早产	ABORTIONS 流产	LIVING 存活	B羊 □INTACT完整 O膜 □SROM自然破 M囊 □AROM工人破	ALLERGIES 过敏/副反应
	TIME（24hrs）		时间								NOTES 详细记录
PATIENT 患者	Temp 体温										
	Pulse 脉搏										
	RR 呼吸频率										
	BP 血压										
	PAIN（0-10）疼痛程度*										
	LOC 神志*										
	Psychosocial 心理社会*										
	Wt（kg）体重										
	Activity /Position 活动/体位										
	NN 恶心呕吐										
	CNS CIO 中枢神经系统主诉										
	Reflexes/Clonus（DTRS）反射/阵挛										
	Homan's Sign 霍曼斯氏征										
	Edema 水肿										
	Breath Sounds 呼吸音										
	Fundus 宫底										
	Lochia 恶露										
	Episiotorry 会阴侧切										
	Bladden Vciding/Foley 膀胱/排尿										
	Heart Rate Patterns 胎心模式*										

FETAL 胎儿	Variability 胎心变异性*																
	FHR/FHT/FM 胎心胎心音胎动																
	Frequency 频率																
	Duration 持续时间																
CONTRACTIONS宫缩 产道	Quality（Intensity） 强度*																
	Resting Tone 静止期子宫张力*																
	Position/Station 先露/高度																
	Cervical EFF 宫颈成熟度																
	Cervical Dil 宫口大小																
	Vaginal Drainage 阴道排泄物																
	Oxytocic/Tocolytic 催产/安胎																
MEDS 药物																	
PO进食	Liquids 饮料																
	Diet/Appetite 固体饮食/胃口																
IV静脉																	
	TOTAl（8/24hrs）合计																
O/P出量	UOP 尿量																
	EBL 出血估计量																
	TOTAL（8/24hrs）合计																
	LAST BM 末次大便																

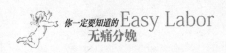

Fetal Heart Rate Patterns 胎心变化模式	Monitoring Mode 监护方式	Contraction Quality 宫缩硬度	Uterine Resting Tone 子宫舒张张力
P Prolonged Decel 减速延长 A Acceleration 加速	US Utrasound 超声	1 mid 软	1 soft 软
V Variable Decel 变异减速 L Late Decel 晚期减速	To Toco 宫缩仪	2 moderabe 中	
E Early Decel 早期减速 U Undulating 波动	PSE Bectrode 电极 IUPC Intrauterine essure Catheter 宫腔内导管	3 Firm 硬	2 w/ton 有张力

Classification of Variability （LTV） Beats 胎心长变异分级		
0	0 BPM 心跳/分	Absent 无
1	≤5 BPM 心跳/分	Minimal 差
2	6～25 BPM 心跳/分	Moderate 中等
3	>25 BPM 心跳/分	Marked 显著

IV FLUIDS 静脉液体	
	A =ANTIBIOTICS 抗菌素
	P =PITOCIN 催产素
	M =MgSO4 硫酸镁
	I =INSULIN 胰岛素
	D =DEXTROSE 葡萄糖
	# 1,2,3……MAINLINE 开放通路

LOC 神志
WNL* =Alert/Oriented to person, place, time 时间地点人物定位正常 SN =see note 详见记录

PSYCHOSOCIAL 心理社会因素	PAIN SCALE 疼痛程度
N* = none 无 SE = see note 详见记录	0 10 （No Pain）不痛 （Worst Pain）最痛

Postpartum Care产褥护理

Date日期			Surgery外科 VAGINAL BIRTH阴道分娩						PHYSICIAN/MW 医生/助产士					ANESTHESIA TYPE 麻醉方式			TIME OF ENTERY 入住时间
Time 时间	BP 血压	P/RR 脉搏 呼吸	Temp 体温	SpO₁ 血氧	O₂给氧 □NC鼻 导管 □Mask 面罩	Ss.lvl 感觉 平面	lotor 肌力	IV site 静脉	Fun-dus 宫底	Lo chia 恶露	Perin Epis 会阴	Inci-sion 切开	Dres-sing 数料	Medic-ations 药物	Ini-tials 签名		

L&D Nurse Signature 产科护士签字: _____

Date/Time 时间 _____

Anesthesia Sign Out _____

Date/Time 时间 _____

Anesthesia 麻醉结束拔管人 _____

Date/Time _____

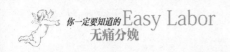

"中国行"周末大会交流题目

领域	演讲者		讲课标题
杭州站：2008年6月8日~10日（星期日、一、二）地点：浙江大学医学院附属妇产科医院四楼学术报告厅			
产科麻醉	辛迪·黄	西北大学芬堡医学院普林蒂斯妇女医院产科麻醉主任	产程早期镇痛会危害母婴吗？ 产科麻醉的神经并发症
	胡灵群	西北大学芬堡医学院麻醉科高级临床麻醉进修班主任 "无痛分娩中国行"发起人和总领队	硬膜外置管不仅仅是为了分娩镇痛 从美国产科麻醉死亡率变迁说起 产科手术麻醉大屏观摩讲解
	妮可·希金斯	西北大学芬堡医学院普林蒂斯妇女医院产房医疗事务主任	椎管内分娩镇痛管理常规
	约翰·沙利文	西北大学芬堡医学院住院医生培训部代主任，麻醉科住院医生培训部主任	产妇心脏骤停抢救进展
	芭芭拉·斯嘉分尼	前西北大学芬堡医学院普林蒂斯妇女医院麻醉科医生，现任美国芝加哥大学医学院附属医院产科麻醉主任	意外硬膜打穿后处理
产科医生	威廉·格罗勃曼	西北大学芬堡医学院普林蒂斯妇女医院高危产科专修班主任	剖宫产后试产：一切变回从前 泌尿生殖道异常应该成为剖宫产的指征吗？
产房护理	简·拉莫斯	西北大学芬堡医学院普林蒂斯妇女医院产房主管	椎管内分娩镇痛中的产科护理
北京站：2010年6月5日~7日（星期日、一、二）地点：北京京东宾馆			
产科麻醉	辛迪·黄	详见《中国行队员的中国故事》	产科麻醉的神经并发症 2009年度产科麻醉研究讨论热点
	克里斯托弗·坎比克	西北大学芬堡医学院麻醉科住院医师事务主管	美国的产科麻醉和西北的产科麻醉
	胡灵群	详见《中国行队员的中国故事》	分娩镇痛只是产科麻醉的一部分
	李韵平	哈佛大学贝斯以色列女执事医学中心麻醉基础实验室主任	椎管内阻滞后的低血压
	阿娜苏亚·万瓦苏德万	哈佛大学贝斯以色列女执事医学中心麻醉科	腰穿后头痛的诊治和血补丁
产房护理	玛吉·斯坦格莱伯	西北大学芬堡医学院普林蒂斯妇女医院产房主管护士	产科护士在分娩麻醉镇痛中的作用

产前教育	胡灵群		轻松分娩，孕妇的产前教育
温州站：2010年6月11日、12日（星期六、日）地点：温州医学院学术馆报告厅			
产科麻醉	辛迪·黄		产程早期的椎管麻醉镇痛 产科麻醉的神经并发症
	夏云	俄亥俄州立大学亚洲事务委员会顾问，医学院中国事务主任	国产期先兆子痫的麻醉处理 血小板减少症的分娩镇痛
	齐贾森	加利福尼亚州圣何塞麻醉医疗集团	美国小医院的产科麻醉
	弗兰克·斯特拉齐奥	纽约州立大学石溪分校医学中心气道专家	产科麻醉的气道管理
	胡灵群		美国的产科麻醉和西北的产科麻醉
产房护理	珍妮弗·詹金斯	俄亥俄州立大学医学中心产房主管护士	分娩镇痛中产房护士的护理重点
产前教育	胡灵群		轻松分娩，孕妇的产前教育
台州站：2010年6月9日（星期四）地点：温州医学院台州医院恩泽讲堂			
产科麻醉	齐贾森		美国小医院的产科麻醉
	弗兰克·斯特拉齐奥	详见《中国行队员的中国故事》	产科麻醉的气道管理
	胡灵群		美国的产科麻醉和西北的产科麻醉
产前教育	胡灵群		轻松分娩，孕妇的产前教育
南京站：2011年8月19日、20日（星期五、六）地点：南京阳光酒店			
产科麻醉	辛迪·黄		2010年产科麻醉研究进展
	胡灵群		西北产房的应急设备和措施
	陶为科	得克萨斯州大学达拉斯西南医学中心（详见《中国行队员的中国故事》）	产科大出血的应急措施
	乔治·瑟侯维克	西北大学芬堡医学院西北纪念总院ICU	子痫前期产后就完了吗？
产科医生	樊莉	伊利诺大学芝加哥医学中心妇产科	第二产程镇痛的必要性和产科针对性应变 剖宫产还是顺产？
产房护理	妮可·德克尔	西北大学芬堡医学院普林蒂斯妇女医院产房主管护士	西北产房构造，和应急程序
产前教育	胡灵群		你一定要知道的无痛分娩 2011年8月17日，南京市妇幼保健院孕妇学校

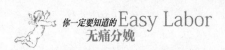
宁波站：2011年8月19日、20日（星期五、六）地点：宁波宾馆			
产科麻醉	帕梅拉·弗勒德	原哥伦比亚大学医学中心麻醉科，现任加利福尼大学旧金山分校医学院产科麻醉主任	产程计算和亚洲人的产程
	弗兰克·斯特拉齐奥		产妇的气道变化和处理方针
	楼燕琴	洛杉矶阿拉米托斯市里根手术中心麻醉科主任	美国中小医院产科麻醉的设置和人力资源利用
	夏云	详见《中国行队员的中国故事》	产科麻醉的并发症和处理
	郑刚	佛罗里达大学尚兹医学中心麻醉科气道专家	剖官产和麻醉
	胡灵群		西北产房的应急设备和措施
产科医生	哈罗德·马克尔维兹	哈佛大学麻省总院妇产科	产科麻醉进产房，一切都变了！
产房护理	伊丽莎白·森坦尼	西北大学芬堡医学院普林蒂斯妇女医院产房护理部主任	西北产妇进出产房全过程
	珍妮弗·詹金斯	详见《中国行队员的中国故事》	分娩镇痛中产房护士的护理重点
产前教育	胡灵群		你一定要知道的无痛分娩 2011年8月14日，宁波市妇幼保健院孕妇学校
上海站：2011年8月20日（星期六）地点：上海国际和平妇幼保健院会议厅			
产科麻醉	胡灵群		西北产房的应急设备和措施
	李韵平	详见《中国行队员的中国故事》	分娩镇痛和剖官产麻醉的低血压综合征
	帕梅拉·弗勒德	详见《中国行队员的中国故事》	产程计算和亚洲人的产程
	克里斯托弗·坎比克	详见《中国行队员的中国故事》	产程早期和第二产程的分娩镇痛
	辛迪·黄		2010年产科麻醉研究进展
	张俊	上海市环境与儿童健康重点实验室主任，前美国医学科学院资深流行病学家	分娩镇痛对产程的影响
	乔治·瑟侯维克		子痫前期产后就完了吗？
	琼·斯皮格尔	哈佛大学贝斯以色列女执事医学中心麻醉科	怀孕诱导的高血压
	费瑟·佩拉尔塔	俄亥俄州立大学医学中心麻醉科	局麻药的毒性和防治

266

产科 医生	葛原隆	洛杉矶阿拉米托斯市里根手术中心 妇产科	麻醉进产房以后……
	苏珊·金史密斯	西北大学芬堡医学院高危产科	阴道分娩中的产道损伤和阴道侧切
产前 教育	胡灵群		你一定要知道的无痛分娩 2011年8月16日，上海国际和平妇幼保健院孕妇学校 2011年8月17日，上海书展暨"书香中国"上海周

2010 年 9 月,《你一定要知道的无痛分娩——来自哈佛的完全解答》中文版,由世界图书出版上海有限公司出版。11 个月以后,它的姐妹篇,也就是本书《你一定要知道的无痛分娩——发生在你身边的故事》的出版意向达成。三个月后书稿交付出版社。从此,中国从分娩镇痛产前教育的贫乏国,走到了"小康"。"无痛分娩中国行"的作用见《2008 年一个不起眼的故事》《神秘的产房……》《给世界意外……》;它的意义写入了《中国馆里没有的中国史》;它的序幕已经展开,它的篇章还在继续。对它的评判不止是未来的历史学家,更是你——读者、准妈妈、妈妈、过来人和每年 1 300 万像你这样的中国女同胞们。

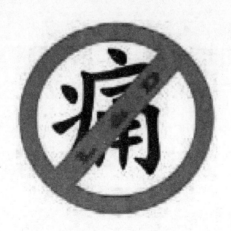

267

参考资料

第一章

1. www.iasp-pain.org/Content/NavigationMenu/GlobalYearAgainstPain/RealWomenRealPain/default.htm

2. www.csaol.cn/bencandy.php？fid=7&id=788

3. www.tzhospital.com/html/main/ynxwview/10962.html

4. www.tzhospital.com/html/main/ynxwview/10833.html

5. enze.com.cn/html/main/ygsxview/10954.html

6. anes.dxy.cn/bbs/thread/ 17429263 ？ keywords=%E7%9C%9F%E5%8F%AF%E8%B0%93%EF%BC%87%E5%A4%A9%E4%B8%8A%E6%8E%89%E4%B8%8B%E4%B8%AA%E6%9E%97%E5%A6%B9%E5%A6%B9%EF%BC%87#17429263

第二章

1. www.szhpfpc.gov.cn:8080/wsj/news/19521.htm

2. health.zjol.com.cn/05zjhealth/system/2008/06/10/009602466.shtml

3. http://jrzb.zjol.com.cn/html/2008-06/10/content_3052824.htm

4. http://www.tzhospital.com/html/main/ynxwview/10962.html

第三章

1. http://www.cnzcs.com/zhuchanwenhua/ShowArticle.asp？ArticleID=40211

第四章

1. 上海世博会《中国馆》www.expo2010.cn/c/gj.tpl-2082.htm

2. 人民日报《母亲们的声音——给和平使者们》www.rmrbw.net/read.php？tid=89351&fpage=3

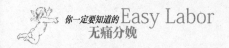

3. 中国共产党新闻网《千钧重负》cpc.people.com.cn/GB/64162/82819/93659/97721/6060595.html

4. 百度文献《针灸对无痛分娩的初步观察》wenku.baidu.com/view/bec9de778e9951e79b8927b9.html

5. 贾同彪：关于无痛分娩问题的新知识，《中国医刊》 1951 年 03 期

6. 山东省医学会《山东省卫生大事记》shdma.310m.cn/html/2007-06/304.htm

7. 何孔源，李树人．分娩镇痛法的临床应用与观察。《中华麻醉学杂志》1989（2）102：104

8. 中国中央电视台《无痛分娩》www.cctv.com/life/jiankangzhilu/benqi1022.html

9. 中国中央电视台《无痛分娩》www.cctv.com/program/jkzl/20041103/101433.shtml

10. 新华网《享受无痛分娩产妇比例不到 1% 我国推广无痛分娩》news.xinhuanet.com/newscenter/2004-12/19/content_2353365.htm

11. 人民网《享受无痛分娩产妇比例不到 1% 我国推广无痛分娩》www.people.com.cn/GB/shehui/1062/3064086.html

12. 百度空间《享受无痛分娩产妇比例不到 1% 我国推广无痛分娩（转载）》hi.baidu.com/wjx120/blog/item/5297b68f56feb4f2f11f3674.html

13. Wang F, Shen X, Guo X, Peng Y, Gu X: Epidural analgesia in the latent phase of labor and the risk of cesarean delivery: A five-year randomized controlled trial. ANESTHESIOLOGY 2009; 111:871– 80.

14. ChestnutDH, PolleyLS, Tsen LC, Wong CA： Chestnut's Obstetric Anesthesia: Principles and Practice （4ed）ELSEVIER Health, 2009.

15. 曾因明．麻醉学．第 2 版．北京：人民卫生出版社,2004

16. 丰有吉，沈铿．妇产科学．北京：人民卫生出版社,2005

17.丁香园《【原创】产科麻醉实施细则》www.dxy.cn/bbs/topic/12126694

18.吴新民,陈倩.分娩镇痛.北京:人民军医出版社,2006

19.产科麻醉和围产医学学会(美国) www.theramex.it/thmed/pages/medici/
congressi/pdf/LasVegas_april2011.pdf（Caughey AB. Is there an upper
time limit for the management of the second stage of labor？ Am J Obstet
Gynecol 2009;201:337–8.）

20.Rouse DJ, Weiner SJ, Bloom SL, et al. Second-stage labor duration in
nulliparous women: relationship to maternal and perinatal outcomes. Am J
Obstet Gynecol 2009; 201:357.e1-7.

21.American College of Obstetricians and Gynecologists. ACOG Committee
Opinion: Pain relief during labor. Number 295, July 2004 （Replaces No.
231, February 2000）（Reaffirmed 2008）. Obstet Gynecol 2004;104:213.

22.American College of Obstetricians and Gynecologists. ACOG Practice
Bulletin: clinical management guidelines for obstetrician-gynecologists:
Number 49, DECEMBER 2003 （replaces Technical Bulletin Number 218,
December 1995）: Dystocia and Augmentation of Labor. Obstet Gynecol
2003;102（6）:1445-1454

23.American College of Obstetricians and Gynecologists. ACOG Committee
Opinion: Analgesia and Cesarean Delivery Rates. Number 339, June 2006
（Replaces No. 269, February 2002）（Reaffirmed 2010）. Obstet Gynecol
2006;107:1487-1488.

24.Conell-Price J,Evans JB,Hong D,et al.The development and validation of
a dynamic model to account for the progress of labor in the assessment of
pain[J].Anesth Analg,2008,106（5）:1 509-1 515.

25.丁香园《【公告】2011 年无痛分娩中国行于 8 月 13 ～ 20 日进行》

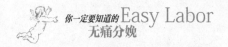
*www.dxy.cn/bbs/thread/19914453#19914453

26.丁香园《2011 年《无痛分娩中国行》于 8 月 13 ～ 20 日进行》

  * www.dxy.cn/bbs/thread/20671891#20671891　　　-

27.Caton D: Obstetric anesthesia: The first ten years. ANESTHESIOLOGY

  33:102-109, 1970.

28.Apgar, Virginia （1953）. "A proposal for a new method of evaluation of the

  newborn infant". Curr. Res. Anesth. Analg. 32 （4）: 260–267

29.http://sx.people.com.cn/GB/189146/15395338.html

30.Lumbiganon P, Laopaiboon M, Gülmezoglu AM, et al. Method of delivery

  and pregnancy outcomes in Asia: the WHO global survey on maternal and

  perinatal health 2007-08. Lancet 2010; 375:490-9.

31.上海国际和平妇幼保健院

  *www.ipmch.com.cn/detail/infodetail.aspx？ pageid=site1_InfoList&menu=

  z&tbid=107619888　　4&id=2647

32.~43. 见《中国馆里没有的中国史》- 中国产科麻醉历程表

第五章

1. Camann W，Alexander KJ: Easy Labor. Ballantine Books， 2006

2. 胡灵群.你一定要知道的无痛分娩 - 来自哈佛的完全解答.上海:世界图书

  出版公司,2010

3. Easy Labor:www.easylabor.net/authors.html

4. 长城网《美国专家来石举办"怎样轻轻松松做妈妈"专题讲座》heb.hebei.

  com.cn/xwzx/hbpd/yc/201008/t20100828_2062137.shtml

5. 大佳网《胡灵群教授讲座:《你一定要知道的无痛分娩》www.dajianet.com/

  video/2011/0818/168393.shtml

第六章

1. Camann W，Alexander KJ: Easy Labor. Ballantine Books， 2006

2. Hawkins JL. Epidural analgesia for Labour and delivery. N Engl J Med. 2010;362:1503–10.

3. Basurto Ona X, Martínez García L, Solà I, Bonfill Cosp X. Drug therapy for treating post-dural puncture headache. Cochrane Database Syst Rev 2011; : CD007887.

4. Moen V, Irestedt L. Neurological complications following central neuraxial blockades in obstetrics. Current opinion in anaesthesiology 2008;21:275-80

5. Sharts-Hopko NC. Oral intake during labor: A review of the evidence. MCN Am J Matern Child Nurs 2010;35（4）: 197-203.

6. Chestnut DH, Polley LS, Tsen LC, Wong CA: Chestnut's Obstetric Anesthesia: Principles and Practice （4ed）Chapter 12 - Spinal, Epidural, and Caudal Anesthesia: Anatomy, Physiology, and Technique.ELSEVIER Health, 2009.

7. Hallinan JT. Once seen as risky, one group of doctors changes its ways. Wall Street Journal. June 21, 2005:A1.

8. Berg CJ, Callaghan WM, Syverson C, Henderson Z, "Pregnancy-related mortality in the United States, 1998 to 2005," Obstetrics and Gynecology, vol. 116, no. 6, pp. 1302–1309, 2010.

第七章

1. Wong CA, Scavone BM, Peaceman AM, McCarthy RJ,Sullivan JT, Diaz NT, et al. The risk of cesarean delivery with neuraxial analgesia given early versus late in labor. N Engl J Med, 352（2005）, pp. 655–665.

2. Rouse DJ, Weiner SJ, Bloom SL, et al. Second-stage labor duration in nulliparous women: relationship to maternal and perinatal outcomes. Am J Obstet Gynecol 2009; 201:357.e1-7.

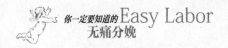
3. Liu S, Liston M, Joseph KS et.al. Maternal mortality and severe morbidity associated with low-risk planned cesarean delivery versus planned vaginal delivery at term. CMAJ 176（4）: 455–60. 2007.

4. Clark CL, Belfort MA，Dildy GA, et al. Maternal death in the 21 century: causes, prevention and relationship to cesarean delivery. Am J Obstet Gynecol, 199 （2008）, pp. 36.e1–36.e5.

5. Hawkins JL, Koonin LM, Palmer SK, Gibbs CP. Anesthesiarelated deaths during obstetric delivery in the United States,1979 –1990. Anesthesiology 1997;86:277– 84.

6. Hawkins JL, Chang J, Callaghan W, Gibbs CP, Palmer SK.Anesthesia-related maternal mortality in the United States,1991–1996. Anesthesiology 2002;97: A1046.

7. Clark SL, Belfort MA, Dildy GA, Herbst MA, Meyers JA, Hankins GD: Maternal death in the 21st century: Causes, prevention, and relationship to cesarean delivery. Am J Obstet Gynecol 2008; 199:36.e1–5; discussion 91–2.e7–11.

8. Hawkins JL, Chang J, Palmer SK, Gibbs CP, Callaghan WM. Anesthesia-related maternal mortality in the United States: 1979–2002.Obstet Gynecol. 2011;117:69–74.

9. Berg CJ, Callaghan WM, Syverson C, Henderson Z, "Pregnancy-related mortality in the United States, 1998 to 2005," Obstetrics and Gynecology, vol. 116, no. 6, pp. 1302–1309, 2010.

10.Chestnut DH, Polley LS, Tsen LC, Wong CA: Chestnut's Obstetric Anesthesia: Principles and Practice （4ed）Chapter 23 – Epidural and Spinal Analgesia/Anesthesia for Labor and Vaginal Delivery.ELSEVIER Health,

2009.

11. American College of Obstetricians and Gynecologists. ACOG and American Society of Anesthesiologists: Committee Opinion: Optimal Goals for Anesthesia Care in Obstetrics. Number 433, May 2009 （Replaces No. 256, May 2001）.. Obstet Gynecol 2009; 113:1197–9.

第八章

1. Lumbiganon P, Laopaiboon M, Gülmezoglu AM, et al. Method of delivery and pregnancy outcomes in Asia: the WHO global survey on maternal and perinatal health 2007-08. Lancet 2010;375:490-9.

2. 人民日报《"剖"出来的世界第一—为何剖宫产"高烧不退"?》 health.people.com.cn/GB/15387257.html

3. 丁香园《【公告】2011 年无痛分娩中国行于 8 月 13-20 日进行》 *anes.dxy.cn/bbs/topic/19914453 ? tpg=$tpg&ppg=2&age=0#0

4. Clark SL, Belfort MA, Dildy GA, Herbst MA, Meyers JA, Hankins GD: Maternal death in the 21st century: Causes, prevention, and relationship to cesarean delivery. Am J Obstet Gynecol 2008; 199:36.e1–5; discussion 91–2.e7–11.

5. Liu S, Liston M, Joseph KS et.al. Maternal mortality and severe morbidity associated with low-risk planned cesarean delivery versus planned vaginal delivery at term. CMAJ 176 （4）: 455–60. 2007.

6. Gibbons L, Belizán JM, Lauer JA, Betrán AP, Merialdi M, Althabe F: World Health Report （2010） The Global Numbers and Costs of Additionally Needed and Unnecessary Caesarean Sections Performed per Year: Overuse as a Barrier to Universal Coverage www.who.int/healthsystems/topics/financing/healthreport/30C-sectioncosts.pdf

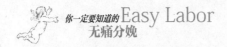
7. 世界麻醉研究会《历届世界麻醉教育杰出成就奖名单》

www.iars.org/awards/teach_past.asp

8. Vintzileos AM, Nochimson DJ, Guzman EF, et al: Intrapartum fetal heart rate monitoring versus intermittent auscultation: A meta-analysis. Obstet Gynecol 1995; 85:149-155.

9. 卫生部《收费标准是催生高剖宫产率因素之一》

gov.rednet.cn/c/2011/05/10/2254339.htm

10.卫生部《2008 年我国卫生改革与发展情况》

www.moh.gov.cn/publicfiles/business/htmlfiles/mohbgt/s6690/200902/39109.htm

11.Hogan MC, Foreman KJ, Naghavi M, et al. Maternal mortality for 181 countries, 1980-2008: a systematic analysis of progress towards Millennium Development Goal 5. Lancet 2010; Published online April 12. DOI:10.1016/ SO140-6736（10）60518-1.

12.United Nations （2005） UN millennium development goals. New York: United Nations. Available:www.un.org/millenniumgoals. Accessed 12 August 2005.

13.中国网 www.china.com.cn/zhibo/2011-08/09/content_23149352.htm？show=t

14.中国妇幼保健协会《中国将启动"促进自然分娩，保障母婴安康"项目》 www.cmcha.org/News/Detail.aspx ？ DocID=95038f10-db93-4936-8e44-96b10a94344e

15.美国卫生部 MICH–5: Reduce the rate of maternal mortality. www.healthypeople.gov/2020/topicsobjectives2020/pdfs/HP2020objectives.pdf

16.Wong CA, Scavone BM, Peaceman AM, McCarthy RJ, Sullivan JT, Diaz NT, Yaghmour E, Marcus RJ, Sherwani SS, Sproviero MT, Yilmaz M, Patel R, Robles C, Grouper S: The risk of cesarean delivery with neuraxial analgesia given early versus late in labor. N Engl J Med 2005; 352:655–65。

17.American College of Obstetricians and Gynecologists. ACOG Committee Opinion: Analgesia and Cesarean Delivery Rates. Number 339, June 2006 （Replaces No. 269, February 2002）（Reaffirmed 2010）. Obstet Gynecol 2006;107:1487-1488.

18.Ohel G, Gonen R, Vaida S, Barak S, Gaitini L: Early versus late initiation of epidural analgesia in labor: Does it increase the risk of cesarean section？ A randomized trial. Am J Obstet Gynecol 2006; 194:600–5.

19.Wang F, Shen X, Guo X, Peng Y, Gu X: Epidural analgesia in the latent phase of labor and the risk of cesarean delivery: A five-year randomized controlled trial. ANESTHESIOLOGY 2009; 111:871– 80。

20.《分娩镇痛可明显减少剖官产》

http://www.jkb.com.cn/document.jsp？docid=238381&cat=0I

第九章

1. www.taijiaobb.cn/bbs/viewthread.php？tid=121484&extra=page%3D1

2. www.taijiaobb.cn/bbs/viewthread.php？tid=120973&extra=page%3D1

3. www.taijiaobb.cn/bbs/viewthread.php？tid=108298&extra=page%3D7

4. blog.sina.com.cn/s/blog_4986cb360100txn9.html

5. bbs.ci123.com/post/4203100.html/0#4204297

6. blog.sina.com.cn/s/blog_4137afea0100t2ti.html

7. www.cnzcs.com/zhuchanwenhua/ShowArticle.asp？ArticleID=39498

8. yunchan.qqyy.com/article/0906/11/16579.html

9. www.taijiaobb.cn/bbs/thread-82979-1-1.html

10.blog.sina.com.cn/s/blog_5e3425030100dlol.html

11.bbs.sgchinese.net/thread-1486001-1-1.html

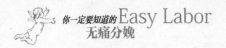
12.www.sgcity.net/thread-2280822-1-1.html

13.www.cnzcs.com/zhuchanwenhua/ShowArticle.asp ？ ArticleID=13041

14.jingyan.baidu.com/article/2a1383286debc2074a134ff5.html

15.blog.sina.com.cn/s/blog_618b7c980100smia.html

16.www.cnzcs.com/zhuchanwenhua/ShowArticle.asp ？ ArticleID=44084

17.blog.sina.com.cn/s/blog_60c5119101017nz8.html.cnzcs.com/
   zhuchanwenhua/ShowArticle.asp ？ ArticleID=42400

18.blog.sina.com.cn/s/blog_6d614d670100r52j.html

19.forum.iask.ca/showthread.php ？ t=91223

20.forum.iask.ca/showthread.php ？ t=378678

21.forum.iask.ca/showthread.php ？ t=367229

22.www.iask.ca/info/baby/2010/1005/40986.html

23.www.5460.ca/html/200701/t43477.html

24.www.amcare.com.cn/forum/2011-2/24/1305131443.html

25.blog.sina.com.cn/s/blog_6be9f1db0100os4e.html

26.baobao.sohu.com/20071203/n245188970_1.shtml

27.Wong CA, Scavone BM, Peaceman AM, McCarthy RJ,Sullivan JT, Diaz
   NT, et al. The risk of cesarean delivery with neuraxial analgesia given early
   versus late in labor. N Engl J Med, 352 （2005）, pp. 655–665.

第十章

1. 辛迪·黄（Cynthia Wong）

   fsmweb.northwestern.edu/faculty/facultyProfile.cfm ？ xid=17126

2. 李韵平（Yunping Li）

   services.bidmc.org/Find_a_doc/doc_detail.asp ？ sid=41414547494247

3. 弗兰克·斯特拉齐奥（Francis Stellaccio）

   anesthesia.stonybrook.edu/faculty/Stellaccio

4. anesthesia.stonybrook.edu/anesfiles/NingboMedicalMission2011_1.pdf

5. 夏云（Yun Xia）anesthesiology.osu.edu/4510.cfm

6. 帕梅拉·弗勒德（Pamela Flood）

   profiles.ucsf.edu/ProfileDetails.aspx？Person=5024702

7. 陶为科（Weike Tao）

   www.utsouthwestern.edu/fis/faculty/58450/weike-tao.html

8. 克里斯托弗·坎比克（Christopher Cambic）

   fsmweb.northwestern.edu/faculty/facultyProfile.cfm？xid=17952

9. 胡灵群（Ling Qun Hu）

   fsmweb.northwestern.edu/faculty/FacultyProfile.cfm？xid=11955

10. 苏珊·金史密斯 （Susan Goldsmith）

    fsmweb.northwestern.edu/faculty/FacultyProfile.cfm？xid=18084

11. blog.sina.com.cn/s/blog_8ce90b260100xpia.html

12. www.easylabor.net/chinese.html

13. www.wzhealth.com/pub/view.php？id=1444

第十一章

1. 妮可·希金斯（Nicole Higgins）

   fsmweb.northwestern.edu/faculty/facultyProfile.fm？xid=17810

2. 丁香园

   *anes.dxy.cn/bbs/topic/12126694？ppg=8

   带*链接需要注册

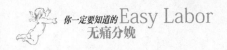
姐妹篇

《你一定要知道的无痛分娩——来自哈佛的完全解答》

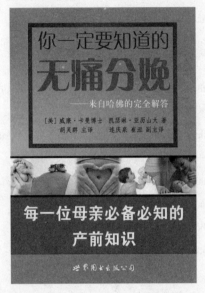

这是一本体贴入微的指南,它来自哈佛医学院,将帮助准妈妈消除恐惧,以放松的心情迎接新生命的到来。至今为止,不计其数的准妈妈在进入产房后,才意识道自己还没有做好生孩子的准备为此惊慌失措。不要让这样的情况发生在你身上!通过这本书,准妈妈可以了解到:

√ 生孩子到底有多疼?哪些因素影响分娩的舒适度?

√ 无痛分娩的发展和现状,它和自然分娩孰优孰劣的争议;

√ 各种药物和非药物镇痛方法的优点和缺点;

√ 多位准妈妈(包括医务人员)的亲身经历。